Charakteropathien nach frühkindlichen Hirnschäden

Herausgegeben von H. Stutte und H. Koch

Mit 15 Abbildungen

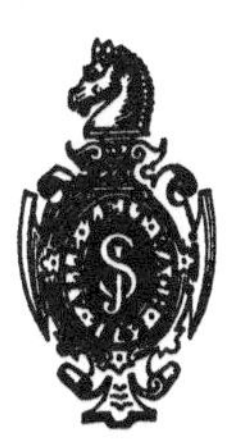

Springer-Verlag

Berlin · Heidelberg · New York 1970

Prof. Dr. med. HERMANN STUTTE
Direktor der Klinik für Kinder- und
Jugendpsychiatrie der Universität
D-3550 Marburg, Hans-Sachs-Straße 6

Dr. med. HEINRICH KOCH
Landesmedizinaldirektor, Direktor des
Rheinischen Heilpädagogischen Landesjugendheims
und Landeserzieherseminars
D-4060 Viersen 12, Heidweg 110

ISBN-13: 978-3-642-85871-0   e-ISBN-13: 978-3-642-85870-3
DOI: 10.1007/978-3-642-85870-3

Das Werk ist urheberrechtlich geschützt. Die dadurch begründeten Rechte, insbesondere die der Übersetzung, des Nachdruckes, der Entnahme von Abbildungen, der Funksendung, der Wiedergabe auf photomechanischem oder ähnlichem Wege und der Speicherung in Datenverarbeitungsanlagen bleiben, auch bei nur auszugsweiser Verwertung, vorbehalten.

Bei Vervielfältigungen für gewerbliche Zwecke ist gemäß § 54 UrhG eine Vergütung an den Verlag zu zahlen, deren Höhe mit dem Verlag zu vereinbaren ist.

© by Springer-Verlag Berlin-Heidelberg 1970. Library of Congress Catalog Card Number 77-121059.

Softcover reprint of the hardcover 1st edition 1970

Die Wiedergabe von Gebrauchsnamen, Handelsnamen, Warenbezeichnungen usw. in diesem Werk berechtigt auch ohne besondere Kennzeichnung nicht zu der Annahme, daß solche Namen im Sinne der Warenzeichen- und Markenschutz-Gesetzgebung als frei zu betrachten wären und daher von jedermann benutzt werden dürften.

Titel-Nr. 1688.

Vorwort

Die frühkindliche Hirnschädigung durch Komplikationen von Schwangerschaft und Geburt, durch entzündliche, traumatische und toxische Läsionen des nervösen Zentralorgans ist in ihrer prognostischen, sozialärztlichen und psychopathologischen Bedeutung erst in den letzten Jahrzehnten erkannt worden. Lange Zeit wurde die „bloße Entwicklungsverzögerung" solcher Kinder im körperlichen und psychischen Bereich ziemlich bagatellisiert und ihr Überleben überhaupt als Beweis für die dem kindlichen Organismus vermeintlich innewohnenden unbegrenzten Ausgleichsmöglichkeiten angesehen. Erst durch Längsschnittuntersuchungen, die vor allem von kinder- und jugendpsychiatrischer Seite durchgeführt wurden, sind die Fernwirkungen solcher Frühschäden evident gemacht worden. Geburtshilfe und Pädiatrie haben ihre Konsequenzen aus solchen katamnestischen Untersuchungen gezogen. Die subtilere Schwangerenbetreuung und behutsamere Geburtslenkung und eine intensivere Behandlung der Risikokinder haben nachweislich die Häufigkeit solcher cerebralen Frühschäden herabzudrücken vermocht.

Dem Kinder- und Jugendpsychiater, dem bevorzugt ältere Kinder mit Leistungsbehinderungen, Anpassungsschwierigkeiten, Verhaltensstörungen und mehr oder weniger tiefgreifenden Abweichungen ihrer Persönlichkeitsentwicklung zugeführt werden, stellen sich in Praxis und Forschung immer wieder aufs neue Fragen um die pathogenetische Valenz solcher frühkindlichen Hirnschädigung, ihre Objektivierbarkeit, ihre somatische und psychologische Diagnostik und ihre entwicklungsprognostische Bedeutung.

Die Deutsche Vereinigung für Jugendpsychiatrie faßte deshalb den Entschluß, diese Spezialprobleme auf einem Symposion zusammen mit Vertretern von Nachbardisziplinen zu diskutieren. Das Thema lockte so viele Interessenten an, daß, statt der ursprünglich geplanten Konferenz von wenigen Experten, 110 in- und ausländische Teilnehmer — Gynäkologen, Pädiater, Neuropathologen, Psychologen, Psychotherapeuten, forensische Psychiater und Juristen — an der Tagung teilnahmen. Vielperspektivität und Niveau der Einzelreferate ließen bei zahlreichen Teilnehmern den Wunsch aufkommen, die Verhandlungen dieser Tagung in Druck zu geben.

Das auf dem Jugendhof Rheinland in Königswinter am 16./17. Juni 1968 durchgeführte Symposion fand durch das Entgegenkommen des Rheinischen Landschaftsverbandes in einem besonders angenehmen äußeren Rahmen statt. Landesdirektor Dr. med. h. c. U. KLAUSA und Landesrat Dr. jur. K. W. JANS richteten Grußworte an die Versammlung und auch Landesrat Prof. Dr. med. MÜLLER nahm aktiv an den Verhandlungen teil. Dem Landschaftsverband Rheinland gebührt Dank für die Ermöglichung eines Gedankenaustauschs unter Fachexperten verschiedener Provenienz über ein zentrales Thema der Präventivmedizin, Gesundheitsfürsorge, Jugendhilfe und der klinischen Psychologie und Psychopathologie.

Mai 1970   HERMANN STUTTE · HEINRICH KOCH

Inhaltsverzeichnis

Referenten und Diskussionsredner

ASPERGER, HANS, Prof. Dr. med., Direktor der Universitäts-Kinderklinik, A-1014 Wien, Spitalgasse 2—3

BOSCH, GERHARD, Landesmedizinaldirektor, Prof. Dr. med., Direktor der Rheinischen Landesklinik für Jugendpsychiatrie, D-4053 Süchteln, Heidweg 110

BRESSER, PAUL, Prof. Dr. med. Dr. phil., Oberarzt der Universitäts-Nervenklinik, D-5000 Köln 41

ELERT†, REINHOLD, Düsseldorf

EWERBECK, HANS, Prof. Dr. med., Direktor des Kinderkrankenhauses der Stadt Köln, D-5000 Köln-Riehl, Amsterdamer Straße 59

FÖRSTER, ECKART, Obermedizinaldirektor, Dr. med., Direktor des Jugendpsychiatrischen Instituts der Stadt Essen, Leitender Arzt am Ev. Krankenhaus Essen-Werden, D-4300 Essen-Holsterhausen, Papestraße 1

HARBAUER, HUBERT, Prof. Dr. med., Direktor der Klinik für Kinder- und Jugendpsychiatrie der Universität, D-6000 Frankfurt-Niederrad, Deutschordenstraße 50

HARDTMANN, GERTRUD, Dr. med., Wiss. Assistentin am Institut für Forensische Psychiatrie der Freien Universität, D-1000 Berlin 45, Limonenstraße 27

JANS, KARL WILHELM, Landesrat, Dr. jur., Leiter des Landesjugendamts Rheinland, D-5000 Köln-Deutz, Landeshaus

KOCH, HEINRICH, Landesmedizinaldirektor, Dr. med., Direktor des Rheinischen Heilpädagogischen Landesjugendheims und Landeserzieherseminars, D-4060 Viersen, Heidweg 110

KREBS, HEINZ, Landesobermedizinalrat, Dr. med., Leiter der Kinder- und Jugendpsychiatrischen Abteilung des Rheinischen Landeskrankenhauses, D-4000 Düsseldorf, Bergische Landstraße 2

LEMPP, REINHARD, Prof. Dr. med., Wiss.-Rat und Leiter der Abteilung für Kinder- und Jugendpsychiatrie an der Universitäts-Nervenklinik, D-7400 Tübingen, Osianderstraße 22

LIENERT, GUSTAV, Prof. Dr. phil., Dr. med., Direktor des Psychologischen Instituts der Universität, D-4000 Düsseldorf, Himmelgeisterstraße 127

LOHMANN, REINHARD, Doz. Dr. med., Oberarzt an der Medizinischen Universitäts-Poliklinik und Klinik, D-5000 Köln-Merheim, Ostmerheimer Straße 20

MORTIER, WILHELM, Dr. med., Wiss. Assistent an der Universitäts-Kinderklinik, D-4000 Düsseldorf, Moorenstraße 5

MÜLLER-KÜPPERS, MANFRED, Doz. Dr. med., Leiter der Abteilung für Kinder- und Jugendpsychiatrie an der Psychiatrischen Universitäts-Klinik, D-6900 Heidelberg, Blumenstraße 8

PETERS, GERD, Prof. Dr. med., Direktor des Max-Planck-Instituts für Psychiatrie, D-8000 München 23, Kraepelinstraße 2

SCHENCK, KLAUS, Dr. med., Wiss.-Assistent an der Klinik für Kinder- und Jugendpsychiatrie der Universität, D-3550 Marburg, Hans-Sachs-Straße 6

SCHILLING, FRIEDHELM, Dipl.-Psychologe, Wiss.-Assistent am Institut für ärztlich-pädagogische Jugendhilfe der Universität, D-3550 Marburg, Hans-Sachs-Straße 8

SCHMITZ, HERMANN, Landesmedizinaldirektor, Dr. med., Direktor der Rheinischen Landesklinik für Jugendpsychiatrie, D-5300 Bonn, Kaiser-Karl-Ring 22

SCHOLTZ, WALTER, Dr. phil., ehem. Assistent am Institut für ärztlich-pädagogische Jugendhilfe Marburg, jetzt D-3000 Hannover, Ulrichstraße 1 A

STRUNK, PETER, Dozent, Dr. med., Oberarzt der Klinik für Kinder- und Jugendpsychiatrie der Universität, D-3550 Marburg, Hans-Sachs-Straße 6

STUTTE, HERMANN, Prof. Dr. med., Direktor der Klinik für Kinder- und Jugendpsychiatrie der Universität, D-3550 Marburg, Hans-Sachs-Straße 6

WEBER, DORIS, Dozent Dr. med., Akad. Oberrätin am Institut für ärztlich-pädagogische Jugendhilfe der Universität, D-3550 Marburg, Hans-Sachs-Straße 8

WEWETZER, KARL-HERMANN, Prof. Dr. phil., Direktor des Psychologischen Instituts der Universität, D-6300 Gießen, Johannesstraße 1

Zur Problematik der frühkindlichen Hirnschädigung

(Einführung in das Tagungsthema)

H. Stutte, Marburg

Die prä-, peri- und unmittelbar postnatal entstandenen Encephalopathien sind in den letzten Jahrzehnten immer stärker in das Bewußtsein von uns Ärzten gerückt worden. Manche ihrer Ursachen sind aufgehellt, und ihre Objektivierung ist durch Verfeinerung der klinischen und auch der psychologischen Diagnostik erleichtert worden. Damit haben sich der medizinischen Prophylaxe, der Gesundheitsfürsorge und der Therapie neue Möglichkeiten eröffnet.

Gleichwohl ist zu bedenken, daß nicht zuletzt durch die Fortschritte der Therapie, z. B. gegenüber kindlichen Infektionen, Blutgruppenunverträglichkeiten, Stoffwechselstörungen und Unfallschäden, heute eine größere Zahl von Kindern Überlebenschancen haben, die vor 3 bis 4 Dezennien das Schulalter nicht erreicht hätten. Bei einer großen Zahl solcher von prodysklinen Noxen (H. Koch) betroffenen Kindern bleiben trotz verbesserter präventiver und therapeutischer Möglichkeiten jedoch Hirnschäden zurück — Cerebralparesen, Anfallkrankheiten, mehr oder weniger hochgradige geistige, motorische und sprachliche Behinderungen. Dank der großen Ausgleichsfähigkeiten des kindlichen Gehirns hinterlassen die frühkindlich entstandenen Cerebropathien nicht immer schwere Schadensbilder, sie bewirken vielfach nur Verzögerungen der Entwicklungen, leichte, gegebenenfalls auch nur partielle Beeinträchtigungen der intellektuellen Leistungsfähigkeit, Perfektionsmängel von Motorik und Sprache, Desequilibrierungen der Persönlichkeitsentwicklung, soziale Anpassungsschwierigkeiten etc. Von kinderpsychiatrischer Seite ist deshalb gerade diesen leichten Hirnschadensbildern, dem minimal-brain-dammage-syndrom, seit ca. 2 Jahrzehnten erhöhtes wissenschaftliches Interesse entgegengebracht worden.

Durch zahlreiche Untersuchungen (Bradley, Strauss, Lethinen, Kiphard, Lutz und auf deutscher Seite vor allem Wewetzer, Göllnitz, Lempp und Müller-Küppers) ist das durch frühkindliche Hirnschädigungen erzeugte organische Psychosyndrom (Synonyma: hirnorganisches Achsensyndrom, frühkindliches exogenes Psychosyndrom) strukturell näher aufgehellt worden. Es sind Erhebungen angestellt worden über seine Häufigkeit in der Durchschnittsbevölkerung, bei Sonderschülern, Schwererziehbaren, Patienten kinderpsychiatrischer Einrichtungen etc. Wenn dabei Werte ermittelt wurden von 15 bis 25% Hirngeschädigten unter Normalschülern und 20 bis 90% unter verhaltensgestörten Kindern, so sprechen die Divergenzen in diesen Zahlen dafür, daß (neben Inhomogenität der Probandenreihen und Unterschieden in der Intensität der Befunderhebung) heute noch recht unterschiedliche Auffassungen über ätiologische und symptomatologische Abgrenzungen dieses Syndroms im

1   Stutte/Koch, Charakteropathien

Kindesalter und über seine determinierende Bedeutung für die Entstehung abnormer Charakterentwicklungen bestehen.

Erkenntnisfortschritte sind auf diesem Gebiet zu erwarten durch *subtile Längsschnittuntersuchungen* an immer sauberer selektionierten Probandengruppen mit homologen Schädigungen, wie sie in USA vor allem von den Arbeitskreisen um Pasamanik-Knobloch, Tarjan u. Rose und in Frankreich von Frau Minkowska angestellt wurden. Solche exakten Longitudinalstudien werden unser Wissen um die *Entwicklungsprognose* bestimmter Hirnschädigungen erweitern. Zur *Früherfassung* kindlicher Encephalopathien hat die Säuglingsneurologie in den letzten Jahren wichtige Neuerkenntnisse erbracht. Wir bedürfen aber auch noch genauerer Kenntnisse über die *Bedeutung des Sozialraums für die Entwicklung encephalopathischer Kinder.* Aus klinischer Erfahrung kann jeder Pädiater und Kinderpsychiater vielfältig belegen, daß die Haltung von Eltern, Geschwistern und weiterer Umgebung zu dem hirngeschädigten Kind mit seiner leichten Störbarkeit und erniedrigten Belastungstoleranz oft entscheidend ist für die Schul-, Berufs- und Sozialprognose.

Manche vermeintlich primär encephalopathisch bedingten psychischen Eigenheiten des hirngeschädigten Kindes sind in Wirklichkeit sekundäre Verbildungen (v. Bracken), soziogene Pfropfsymptome, Ausfluß neurotischer Reaktionen auf mangelhaftes Verständnis von Seiten der Familie, der Schule oder des weiteren Milieus (s. Lempp).

In seiner Bedeutung als pathogenetischer Faktor für die Entstehung kindlicher Verhaltensstörungen, dissozialer und krimineller Entwicklungen ist das organische Psychosyndrom in den letzten Jahren hier und da wohl auch überschätzt worden. Wenn ich recht sehe, besteht in Kreisen klinisch und eklektisch eingestellter Kinderpsychiater heute eher ein Trend zur Entmythologisierung der frühkindlichen Encephalopathie als ubiquitärem pathogenetischen Faktor für deviante Charakterentwicklungen. Er wird — der wachsenden polyätiologischen Auffassung in der kinderpsychiatrischen Pathologie — heute mehr und mehr als *ein* Faktor in einem Bündel von Entwicklungsdeterminanten aufgefaßt, das allerdings durch ungünstige konstitutionelle, sekundär krankhafte, pflegerische, soziale und individuell-emotionale Gegebenheiten Potenzierung und pathogenetische Valenzsteigerung erfahren kann.

Auf diesem Feld kann der Kinderpsychiater die Sekundanz des Psychologen nicht entbehren. Er vermag uns Hilfe zu leisten bei der phänomenologischen Abgrenzung des organischen Psychosyndroms infolge frühkindlicher Hirnschädigungen von konstitutionell verankerten (psychopathischen) Persönlichkeitsvarianten, erlebnisreaktiv verstehbaren Charakterdeviationen und intellektuellen Schwächezuständen.

In unserem Tagungsprogramm sind dementsprechend der phänomenologisch-strukturpsychologische Aspekt der hirnorganisch bedingten Charakterstörungen des Kindesalter, deren Erscheinungsbild, Diagnostizierbarkeit und Prognose, stark in den Vordergrund gerückt worden. Aus einer (noch nicht abgeschlossenen) Untersuchung der Kinderpsychiatrischen Klinik Marburg und des Psychologischen Instituts Gießen werden Ergebnisse mitgeteilt, die eine genauere Differenzierung des organischen Psychosyndroms von unkomplizierten Schwachsinnszuständen, neurotischen Charakterstrukturen und normalen Entwicklungsabläufen erhoffen lassen. Sie bemühen sich gleichzeitig um eine Eliminierung der „pathoklitischen

Spezifität" (Stutte) vieler frühkindlicher Hirnschadensbilder unter ätiologischem und hirntopistischem Aspekt.

Neue diagnostische Möglichkeiten (z. B. zur Erfassung motorischer Auffälligkeiten, zur neurologischen und konstitutionsbiologischen und elektroencephalographischen Diagnostik hirngeschädigter Kinder) werden im folgenden aufgezeigt.

Von besonders berufener gynäkologischer und pädiatrischer Seite werden Ätiologie, Pathogenese, Verhütung und Differentialdiagnose der frühkindlichen Hirnschädigung in Referaten dargelegt, die vor allem durch ihre konstruktiven präventiven Vorschläge eine besondere Verwandtschaft zu unserer speziellen kinderpsychiatrischen Blickrichtung erkennen lassen.

Ebenso werden auch die Beiträge zur klinischen und elektroencephalographischen Diagnostik der Frühencephalopathien, deren anatomische Fundierung und die forensische Beurteilung ihrer Spätfolgen unser aller Interesse finden.

Schließlich werden auf unserer Tagung — aus dem Programm ist das nicht ohne weiteres erkennbar — neue Untersuchungsergebnisse auch über die Häufigkeitsverteilung bestimmter Noxen in der Ätiologie kindlicher Hirnschädigungen und über die Bedeutung des Zeitfaktors für die Prägung und Diagnostik solcher Hirnschadensbilder mitgeteilt werden.

Der unterschiedliche fachliche Standort der Referenten und Teilnehmer dieses Symposions verspricht eine anregende Diskussion. Ich hoffe, daß die Verhandlungen dieser Tagung uns allen neue Einsichten erbrächten und daß sie vor allem auch den hirngeschädigten Kindern zugute kämen.

1*

Jedermann wird wohl mit mir übereinstimmen, daß es für den Arzt sehr
unschicklich seyn würde, das Leben eines menschlichen Wesens wie die Kir-
chenbücher erst von dem Zeitpunkt an zu datiren, wo es das Licht der Welt
erblickt; sondern, daß es vielmehr für den Arzt schon mit dem ersten unsicht-
baren Anfang seiner Erzeugung da ist, lebt und Ansprüche an seine Aufmerksamkeit und Vorsorge macht. Warum wenden wir aber diese ihm nicht früher
zu, sondern gewöhnlich erst dann, wenn es ein sichtbares und hörbares Mit-
glied der menschlichen Gesellschaft geworden ist? Ja, ich trage keine Bedenken zu behaupten, daß diese vorgeburtliche Behandlung noch wichtiger ist als
die nachherige.

C. H. Hufeland (1827)

Ätiologie und Verhütung
frühkindlicher Hirnschäden

R. Elert†, Düsseldorf

Nicht jedem Arzt ist bekannt, daß die Mehrzahl (etwa 85%) der frühkindlichen
Hirnschäden während der Schwangerschaft (etwa 25%) oder während der Geburt
(etwa 60%) entstehen, denn nur die schweren Schäden machen post partum Symptome (Krämpfe, Gelbsucht, Trinkschwäche). Wenn sie nicht beobachtet wurden,
fallen die Kinder oft erst nach dem ersten Lebensjahr durch ihre gestörte Motorik
und/oder erst im Schulalter durch ihre mangelhaften Leistungen auf, im Falle einer
„leichten" Hirnschädigung unter Umständen noch später durch ihr unangepaßtes
Sozialverhalten (Charakteropathie).

Der Geburtshelfer hört nur ausnahmsweise von dem späteren Schicksal der
Kinder, und der Pädiater, Neurologe, Psychiater, Pädagoge bekommt von ihm nur
selten eine richtige Information, weil Aufzeichnungen über den Verlauf von Schwangerschaft und Geburt und über den Zustand des Neugeborenen meist fehlen oder
unvollständig sind. So schließt die Auskunft „Schwangerschaftsverlauf normal"
z. B. nicht immer eine Gestose der Mutter, die Information „Spontangeburt" z. B.
nicht immer eine medikamentös (ein)geleitete oder protrahierte Geburt aus. Ebensowenig erlaubt die Mitteilung „Mutter und Kind gesund entlassen" den Ausschluß
eines Depressionszustandes des Neugeborenen.

Anamnestische Erhebungen sagen also nur selten etwas über die prä- bzw. perinatale Verursachung frühkindlicher Hirnschäden, besonders ihrer „leichten" Formen
(Charakteropathien) aus. Katamnestische Untersuchungen sind für die Erforschung
dieser Zusammenhänge aufschlußreicher. Mein Mitarbeiter K. A. Hüter hat auf diese
Weise festgestellt, daß nur 43% der im Depressionszustand (depressed baby) ge-
borenen Kinder die Komplikation ohne bleibende *schwere* cerebrale Schädigung
(infantile Cerebralparese, Retardierung der geistigen Entwicklung) überlebten.
Leider sind diese Kinder nicht hinsichtlich „leichterer" Schäden (Charakteropathie)
untersucht worden.

Ätiologie frühkindlicher Hirnschäden

Die *pränatalen Ursachen* frühkindlicher Hirnschäden, die während der Embryo-genese wirksam werden, sind durch die klinische Manifestation der Embryopathie (Mißbildung) leicht erkennbar. Für die in der Fetalperiode einwirkenden cerebralen Schädigungen trifft das nur hinsichtlich der pränatalen Infektionen zu (Toxoplasmose u. a.), die eine ausgesprochene Cerebropathie (Hydrocephalus, Mikrencephalie u. a.) zur Folge haben. Post partum nicht erkennbare „leichtere" Hirnschäden können aber auch durch eine pränatale Infektion mit anderen Erregern oder durch eine Feto-pathie im engeren Sinne (Fetopathia diabetica, Morbus haemolyticus fetalis u. a.) verursacht werden. Während die cerebrale Gefährdung unreifer Neugeborener allgemein bekannt ist, wird die Dysmaturität (sog. Mangelgeburt) infolge primärer (Gestose der Mutter) oder sekundärer (sog. Übertragung) Placentainsuffizienz als mögliche Ursache einer fetalen Hirnschädigung oft nicht richtig gewürdigt. Das gleiche gilt unter Umständen für die Schwangerschaftsanämie der Mutter.

Die *perinatalen Ursachen* fetaler Cerebralschäden sind in erster Linie Sauerstoff-mangel und metabolische bzw. respiratorische Acidose. Ihre Gefahr ist bei bereits pränatal gefährdeter Frucht (Unreife, Dysmaturität, Fetopathie) besonders groß. Nabelschnurkomplikationen (Umschlingung, Vorfall) und vorzeitige Placenta-lösung sind als Ursachen gestörten placento-fetalen Sauerstofftransportes jedem Geburtshelfer geläufig. Weniger bekannt ist es, daß auch die Verminderung des uteroplacentaren Blutminutenvolumens infolge einer Dystokie, bzw. Vasoconstric-tion oder infolge einer Vasodilatation, z. B. während eines kritischen maternen Blut-druckabfalls über 20 bis 30 mm Hg (medikamentös bzw. durch Rückenlage) eine Beeinträchtigung der materno-fetalen Sauerstoffzufuhr zur Folge hat. Das Sauerstoff-angebot für den Nasciturus ist ebenfalls vermindert, wenn die Mutter während der Entbindung eine (medikamentöse) Atemdepression bzw. einen akuten Blutverlust (Placenta praevia) erleidet. Schließlich kann eine feto-materne Transfusion Schock und/oder Anämie des Neugeborenen zur Folge haben.

Diese Aufzählung läßt leicht erkennen, daß ein Teil der perinatalen Ursachen cerebraler Schädigung leider unvermeidbar, ein nicht geringer Anteil jedoch ver-meidbar ist. Wahrheitsgemäß muß hinzugefügt werden: z. T. iatrogen provoziert ist.

Die *medikamentöse Geburtsleitung* trägt dem begreiflichen Wunsch der Gebärenden nach Erleichterung und Beschleunigung der Entbindung Rechnung, berücksichtigt aber nicht immer ihre mittelbaren Auswirkungen und unmittelbaren Einwirkungen auf den Nasciturus und Neonatus. Medikamente, die bei der Mutter kritischen Blut-druckabfall, Hyper- und Hypoventilation, im utero-placentaren Gebiet arterielle Vasoconstriction, venöse Vasodilatation oder muskuläre Dyskoordination zur Folge haben, wirken sich durch mangelhaftes Sauerstoffangebot und Acidose *indirekt* auf das fetale Gehirn aus. Pharmaca, die nach materno-fetalem Transport in entsprechen-der Konzentration in das Blut des Nasciturus gelangen, wirken *direkt* auf sein Gehirn ein, das wesentlich empfindlicher reagiert als das Erwachsenengehirn und diesem gegenüber zudem durch eine höhere Permeabilität der Blut-Liquorschranke stärker gefährdet ist.

Stehen die vegetativen Zentren der Frucht zum Zeitpunkt der Abnabelung unter dem Einfluß depressorisch wirkender Pharmaca, so wird das Kind im Zustand der Depression (depressed baby) geboren. Atem- und Kreislaufdepression verursachen

Acidose und Hypoxie, die infolge der allgemeinen Hemmung des cellulären Stoffwechsels eine Hirnschädigung zur Folge haben können. Der Fortfall der diaplacentaren Eliminierung, das Fehlen einer Reihe von Enzymsystemen und die acidotische Beeinträchtigung der Nierenfunktion bedingen eine relativ lange Verweildauer der Medikamente im Organismus des Neugeborenen, wie durch Blut- bzw. Harnanalysen (bis zu 3 Tagen) und durch EEG-Veränderungen (bis zu 4 Tagen) nachgewiesen werden konnte. Aus der perinatal verursachten resultiert dann eine *postnatal* fortwirkende Schädigung des Gehirns. Hinzu kann eine cerebrale Schädigung durch Bilirubin kommen, das aus der physiologischen postnatalen Hämolyse stammt und aus dem Blut in die Gewebe verdrängt wird, wenn die Serumalbumine durch den Transport des Medikamentes in Anspruch genommen sind (Ikterus ohne Hyperbilirubinämie). Selbstverständlich führt auch eine postnatale Hyperbilirubinämie bei Überschreitung gewisser Serumbilirubingrenzwerte zum Kernikterus. Sie ist entweder pränatal (fetale Unreife, Morbus haemolyticus fetalis) oder/und perinatal (lange Geburtsdauer) verursacht.

Verhütung frühkindlicher Hirnschäden

Die Maßnahmen zur Verhütung frühkindlicher Hirnschäden müssen bereits frühzeitig während der *Schwangerschaft* beginnen. Die *Vorsorgeuntersuchungen* dienen der Vorbeugung potentieller Gefahren für das Kind durch Verhütung bzw. Früherkennung und -behandlung mütterlicher (Anämie, Gestose, Diabetes mellitus u. a.) und fetaler (Unreife, Dysmaturität, Morbus haemolyticus fetalis u. a.) Erkrankungen. Die sozialmedizinischen Voraussetzungen für diese ärztliche Tätigkeit sind durch die am 1. 1. 1966 in Kraft getretenen „Richtlinien des Bundesausschusses der Ärzte und Krankenkassen für die ärztliche Betreuung während der Schwangerschaft und nach der Entbindung" geschaffen worden.

Voraussetzung für ihr Wirksamwerden ist aber die *Aufklärung der werdenden Mütter* über die Wichtigkeit der Vorsorgeuntersuchungen und der Schwangerschaftshygiene im weitesten Sinne. Sie könnte durch Broschüren erfolgen, die bereits anläßlich der standesamtlichen Trauung oder sogar schon bei Abschluß der Schulausbildung (Berufsschule, Fachschule, höhere Schule) überreicht werden sollten. Darüber hinaus sollte jede Schwangere an einem gesundheitlichen Schulungskurs für werdende Mütter teilnehmen. Diese Kurse — richtig aufgezogen — dienen nicht nur der Aufklärung durch Vermittlung von Wissen, sondern auch der psychologischen Führung, die sich während der Entbindung segensreich auswirkt. Eine von meinem Mitarbeiter K. A. Hüter mit der Ernährungsberaterin H. Buchenau verfaßte Broschüre „Ernährung der werdenden Mutter" mit 40 Tageskostplänen und 147 Rezepten wird vom Bundesausschuß für volkswirtschaftliche Aufklärung e. V. (5000 Köln, Postfach 229/230) auf Anforderung jedem Arzt der Bundesrepublik und West-Berlins kostenlos zur Weitergabe an die werdenden Mütter übersandt, um ihm seine Aufgabe als Berater zu erleichtern. Weitere Fragen der ärztlichen Schwangeren*beratung* behandelt die von P. Stoll verfaßte Broschüre „Schwangerenvorsorge in der Praxis" (J. F. Lehmanns-Verlag München, 1967), in der außerdem wertvolle Erläuterungen zu allen in den sog. „Mutterschaftsrichtlinien" vorgesehenen *Untersuchungen* gegeben werden. Der bemerkenswerte Satz des Verfassers: „Die intensivste Schwangerenbetreuung ist nutzlos, wenn nicht aus ihren Befunden Konsequenzen gezogen werden" bezieht sich auf die frühzeitige Erkennung und rechtzeitige Klinikeinweisung von „*Risikofällen*". Ich kann P. Stoll auf Grund eigener Erfahrungen nur zustimmen, obwohl die leider zahlreichen „Mutterpässe" ohne Befundeintragungen nicht erkennen lassen, ob er in allen diesen Fällen Recht hat. Die gezielte Anamnese ergibt nämlich nicht selten, daß pathologische Befunde nicht erhoben werden konnten, weil die erforderlichen Untersuchungen gar nicht durchgeführt worden waren, obwohl sie mittels des „Mu-Scheines" abrechnungsfähig sind. Daraus folgt, daß die Ausbildung der Studenten und Medizinalassistenten und die Fortbildung der approbierten Ärzte in dieser Hinsicht verbessert und intensiviert werden müssen.

Das gleiche gilt für die *Neuorientierung der Geburtshilfe* im Hinblick auf die perinatale Gefährdung des Nasciturus. Ärztliche Ausbildung und Fortbildung müssen einprägsam zum Bewußtsein bringen, daß das Kind nicht mehr das „Abfallprodukt der geburtshilflichen Tätigkeit" sein darf, die Geburtsleitung vielmehr Leben und Gesundheit von Mutter *und* Kind gleichermaßen zu berücksichtigen hat. Dem Geburtshelfer müssen die Forschungsergebnisse der Perinatalogie ebenso geläufig sein wie die Grundlagen der Tokologie. Die Konsequenz der perinatologischen Forschung ist die Forderung, den Begriff der *Risikogeburt* (Bickenbach) auf die prä- und perinatal gefährdete Frucht (Risikokind, high risk baby) auszudehnen. Das bedeutet frühzeitige Einweisung der Mutter zur Entbindung in eine Fachklinik, die nach den Empfehlungen der Deutschen Gesellschaft für Perinatologie (Saling) ausgestattet sein sollte. Denn die Abwendung einer prospektiven (voraussehbaren) fetalen Gefährdung erfordert eine *präventive Indikationsstellung* zur vorzeitigen Geburtseinleitung bzw. rechtzeitigen Geburtsbeendigung unter optimalsten Bedingungen. In „Normalfällen" kann jederzeit sub partu eine unvorhersehbare akute fetale Gefährdung (z. B. Nabelschnurkomplikationen) eine vitale Indikation zur operativen Geburtsbeendigung erforderlich machen. Daher sollte jede Entbindungsabteilung entsprechend den Empfehlungen der Deutschen Gesellschaft für Gynäkologie, der Vereinigung der Deutschen Hebammenlehrer und der Konferenz der geburtshilflich-gynäkologischen Ordinarien Westdeutschlands ausgestattet sein.

Heißt die geburtshilfliche Maxime bei gefährdeter Frucht (high risk baby) „Tun statt lassen", so muß sie in allen anderen Fällen „Lassen statt tun" lauten, um nicht Gefahren für den Fetus zu provozieren. Das bedeutet einerseits Vermeidung einer Dystokie mit protrahiertem Geburtsverlauf durch nichtindizierte Geburts*ein*leitung bei fehlender Geburtsreife des Gebärorgans, zum anderen weitgehenden Ersatz der medikamentösen durch die „natürliche" Geburts*leitung* nach psychoprophylaktischer Vorbereitung der Schwangeren. Bei unumgänglicher medikamentöser Analgesie (starke Unruhe) und/oder notwendiger Anästhesie (operative Entbindung) muß der Geburtshelfer bzw. Anästhesist die direkten und indirekten Wirkungen der verwendeten Pharmaca auf die Frucht kennen und bei der Wahl von Methode, Dosierung, Zeitpunkt und Art der Applikation berücksichtigen. Er sollte wissen, daß nicht nur die i.m. und i.v. injizierten Analgetika und Hypnotika auf den Fetus übergehen, sondern daß auch die peridural und paracervical injizierten Infiltrations- bzw. Leitungsanaesthetica in den mütterlichen und fetalen Kreislauf gelangen können. Ihm sollte ferner bekannt sein, daß die Neuroleptika nicht nur den analgetischen, sondern auch den depressorischen Effekt der Analgetika auf Mutter und Fetus potenzieren. Bei Durchführung einer Inhalationsnarkose sollte er berücksichtigen, daß die Erreichung des narkotischen Stadiums erforderliche Dosis des Anaestheticums immer zu einer Atemdepression des Neugeborenen führt und daß in dieser Hinsicht das relativ ungefährlichste Narkoticum das Lachgas in einem Gemisch mit wenigstens 30% Sauerstoff ist. Von den anläßlich der Inhalationsnarkose gebräuchlichen Muskelrelaxantien sollte das Succinylcholin bevorzugt werden, da es bei Verwendung der üblichen Dosen nicht auf den Fetus übergeht.

Neugeborene „*Risikokinder*" müssen unmittelbar *nach der Geburt* — mittels eines beheizbaren Transportgerätes mit der Möglichkeit dosierbarer Sauerstoffzufuhr — auf eine Intensivpflegestation verbracht werden. Wenn sie im Depressionszustand geboren wurden, sind vorher unverzüglich die Maßnahmen zur Reanimation und zur Bekämpfung von Schock und Acidose einzuleiten. Geburtshelfer und Pädiater haben gemeinsam (Bad Schachener Kolloquium, Deutsche Gesellschaft für Perinatale Medizin) Empfehlungen für die Sofortmaßnahmen nach der Entbindung und für die weitere Überwachung und Behandlung der Risikokinder erarbeitet, in denen auch die räumlichen, apparativen und personellen Erfordernisse zusammengestellt sind. Durch Ausfüllung eines Fragebogens mit Beantwortung gezielter Fragen über Schwangerschafts- und Geburtsverlauf und über den Zustand des Kindes gleich nach der Geburt erhält der die weitere Behandlung übernehmende Pädiater die erforderlichen Informationen. Aber auch jedes unauffällige Neugeborene sollte möglichst bald nach der Geburt pädiatrisch untersucht werden, wozu auch die routinemäßige Prüfung auf Phenylketonurie u. a. Enzymopathien gehört. Routinemäßige pädiatrische Visiten auf der Neugeborenenabteilung sind ebenso wünschenswert wie die nochmalige Untersuchung anläßlich der Entlassung, nach der der Mutter Ratschläge für die weitere Pflege und Ernährung gegeben werden. Während des ersten Lebensjahres sollte der Pädiater routinemäßig auch neurologische Untersuchungen (Reflexverhalten) zur Erkennung cerebraler Schäden durchführen, um gegebenenfalls den Neurologen bzw. Orthopäden hinzuzuziehen. Leider sind die sozialmedizinischen Voraussetzungen für diese präventiven ärztlichen Untersuchungen z. Z. nicht gegeben, weil die entsprechenden Empfehlungen der Gesetzesvorlage auf Betreiben der Vertreter der Sozialversicherungen wieder gestrichen wurden. Wenn man schon nicht die humanitäre Verpflichtung zur Verringerung menschlichen Leids anerkennt, so sollte man doch wenigstens bedenken, daß der zur Realisierung der Präventivmaßnahmen erforderliche finanzielle Aufwand in keinem Verhältnis zu der finanziellen Belastung steht, die der Nation durch die Pflege und Erziehung hirngeschädigter Kinder erwächst. Zur Zeit muß man mit einem jährlichen Zuwachg von rund 2000 schwer Hirngeschädigten rechnen, die Zahl der „leichteren" Cerebralschäden mit Charakteropathien dürfte kaum geringer sein.

Literatur

Elert, R.: Die medikamentöse perinatale Schädigung. Therapiewoche **1968**, 18.
— Hüter, K. A. (Hrsg.): Die Prophylaxe frühkindlicher Hirnschäden. Stuttgart: Thieme 1966.
Ewerbeck, H., Elert, R., Friedberg, V. (Hrsg.): Prophylaxe und Therapie perinataler Fruchtschäden. — Gynäkologen/Pädiater-Symposion Bad Schachen 30. 4. bis 1. 5. 1967. Stuttgart: Thieme 1967.
— Friedberg, V. (Hrsg.): Die Übergangsstörungen des Neugeborenen und die Bekämpfung der perinatalen Mortalität. Gynäkologen/Pädiater-Symposion Bad Schachen 1./2. 5. 1965. Stuttgart: Thieme 1965.

Horský, J., Štembera, Z. K. (Eds.): Intra-uterine dangers to the foetus. Excerpta med. (Amst.) 1967.
Hufeland, C. W.: Von den Krankheiten der Neugeborenen und der Vorsorge für das Leben und die Gesundheit des Menschen vor der Geburt. Neues Journal der practischen Arzneykunde und Wundarzneykunst. L VII, 7—45. Berlin 1827.
Joppich, G., Schulte, F. J.: Neurologie des Neugeborenen. Berlin-Heidelberg-New York: Springer 1968.
Kubli, F.: Fetale Gefahrenzustände und ihre Diagnose. Stuttgart: Thieme 1966.
Saling, E.: Das Kind im Bereich der Geburtshilfe. Stuttgart: Thieme 1966.
Thalhammer, O.: Pränatale Erkrankungen des Menschen. Stuttgart: Thieme 1967.

Diskussionsbemerkungen zum Vortrag Elert

K. SCHENCK: Ich habe zwei direkte Fragen an den Geburtshelfer. Und zwar möchten wir gern wissen, wie die Bedeutung der Sturzgeburt heute von gynäkologischer Seite eingeschätzt und wie die Sturzgeburt überhaupt definiert wird, also der Zeitraum des Geburtsablaufes, bei dem man von Sturzgeburt sprechen kann.

Die zweite Frage: Wir haben als Kinderpsychiater Schwierigkeiten, eine placentare Insuffizienz zu erfassen. Bei unseren katamnestischen Erhebungen haben wir mit einem Material zu rechnen, das z. T. von Hausentbindungen stammt. Hier ist es mitunter sehr schwer, festzustellen, ob eine Präeklampsie vorlag oder nicht. Es würde mich interessieren, ob bei Präeklampsien häufig auch niedrigere Geburtsgewichte festzustellen sind; denn das erfassen wir, und das können wir dann berücksichtigen.

H. HARBAUER: Zwei kurze Fragen an Herrn Elert, da wir selten einen so erfahrenen Perinatologen unter uns wissen. Wir Kinderpsychiater sehen häufig um die Einschulungszeit Kinder in unserer Sprechstunde, die nach einer Risiko- oder komplizierten Geburt und einer angeblich symptomfreien, bisherigen Entwicklung erst jetzt psychisch auffällig werden. Trifft es zu, daß durch ein *aktiveres, geburtshelferisches Vorgehen* — es wird immer wieder gesagt, in den USA würde dies so gehandhabt — sich die *Zahl der leichter hirngeschädigten Kinder vermindern ließe?*

Sie erwähnten in Ihrem Vortrag nichts von einem *Risiko der Übertragung*. In unseren Sprechstunden sehen wir meines Erachtens überdurchschnittlich häufig sog. übertragene Kinder. Gibt es hier Zusammenhänge?

In unserem Kreis finden sich Kollegen mit einer an einer Nervenklinik erworbenen exzellenten neurologischen Ausbildung. Mit diesen Fähigkeiten ist beim Neugeborenen wenig anzufangen. Wir haben es dort mit einer anderen Neurologie zu tun, einer Neurologie, die weitgehend Verhaltensbeobachtung ist und Reflexe prüft, die beim Kleinkind und beim älteren Kind nicht mehr vorkommen oder anders sind. Hier ist sicher einiges Umdenken, auch im Hinblick auf die Weiterbildungsordnung, notwendig.

Frühkindliche Hirnschäden
Pathogenese, Früherkennung, Differentialdiagnose

H. Ewerbeck, Köln

Es ist ein unbestrittenes Verdienst der modernen Geburtshilfe, daß die Neugeborenen-sterblichkeit auch im Bundesgebiet in den letzten 10 Jahren von rund 44 auf 1000 Lebendgeborene reduziert wurde auf rund $24^0/_{00}$. Leider haben die Pädiater den Eindruck, daß die Neugeborenenmorbidität in bezug auf frühkindliche Cerebral-schäden nicht in gleicher Weise abfällt, ja vielleicht sogar zunimmt, wie sich das an der Zunahme des entsprechenden Krankengutes, etwa gemessen am Anstieg der notwendigen EEG-Untersuchungen oder an der wachsenden Zahl der stationär in Kliniken behandelten Cerebralschäden, erweist.

Was versteht der Pädiater unter frühkindlichen Cerebralschäden und wie groß ist ihre *Häufigkeit*?

Wir unterscheiden einmal *Cerebralschäden mit Lähmungen* im Sinne der Hemiplegie, der Tetraplegia spastica infantilis (Little), der kongenitalen cerebellären Ataxie, der angeborenen Athetosen oder des atonisch-astatischen Symptomenkomplexes nach Förster. Da im Bundesgebiet für diese Fälle keine Meldepflicht besteht, muß man sich bei der Häufigkeitsbeurteilung an die Frequenz in Ländern entsprechender Zivilationsstufe, etwa Skandinavien oder England, halten. Dort beobachtet man etwa bei *0,2% der Lebendgeborenen* derartige motorische Ausfallserscheinungen.

Die zweite Gruppe stellen *Cerebralschäden* dar, die zwar *ohne Lähmungen* einher-gehen, sich aber in *Verzögerung* oder Störungen der motorischen, intellektuellen oder psychischen *Entwicklung* manifestieren oder *Anfallsleiden* aufweisen. Ihre Zahl wird nach einem entsprechenden Beobachtungsgut auf etwa *0,4% der Lebendgeborenen* geschätzt, so daß man bei insgesamt 0,6% aller Lebendgeborenen mit frühkindlichen Cerebralschäden rechnen muß. Das bedeutet bei der Geburtenfrequenz im Bundes-gebiet einen *jährlichen Zuwachs von etwa 2000 cerebralgelähmten* und *4000 cerebralge-schädigten Kindern*. Man muß damit rechnen, daß davon etwa $^1/_3$ normal begabt, $^1/_3$ debil, mit einem Intelligenzquotienten über 50, und $^1/_3$ imbezill mit einem Intelligenz-quotienten unter 50 ist.

Zweifellos stellen die in der späteren Kindheit festzustellenden Cerebralschäden kein einheitliches Krankengut dar. Sie sind auch nicht ausschließlich Folgen eines Geburtsereignisses. Die notwendige Spezialisierung der ärztlichen Betreuung hat es mit sich gebracht, daß in der Regel keine lückenlose Überwachung des einzelnen Patienten besteht. Das auf Cerebralschaden verdächtige Neugeborene kommt vom Geburtshelfer oder der Hebamme meist ohne offene oder ausreichende zwischen-ärztliche Information später in allgemeinärztliche oder kinderärztliche Betreuung und landet schließlich je nach Art des Schadens früher oder später in der Erziehungsberatung, beim Neurologen, beim Orthopäden, beim Psychotherapeuten oder in Einrichtungen der geschlossenen Pflege. Jeder beteiligte Arzt aber nimmt auf Grund seines spezifischen Gesichtsfeldes bei der Beurteilung der Ätiologie und der Häufigkeit solcher Cerebralschäden einen anderen Standpunkt ein, so daß es unter den heutigen Bedingungen sehr schwer ist, glaubwürdige statistische Angaben über die Ätiologie frühkindlicher Hirnschäden zu machen.

Die Ergebnisse entsprechender kausalanalytischer Untersuchungen zeigen eine weite Streuung. 10 bis 40%, *rund 30%*, der Fälle scheinen *pränatal* bedingt zu sein. Darunter fallen Mißbildungen, Genanomalien, Embryo- und Fetopathien und die intrauterine Mangelversorgung im Sinne der Hypoxie.

Etwas mehr als die Hälfte, in den verschiedenen Statistiken zwischen 33 und 70%, werden auf *paranatale Schädigungen* zurückgeführt im Sinne des Sauerstoffmangels während der Geburt, der cerebralen Massenblutung oder der Folgen einer Blutgruppeninkompatibilität zwischen Mutter und Kind.

Die Gruppe der postpartal entstandenen Hirnschäden ist in den letzten Jahren immer kleiner geworden, da es sich hierbei in der Regel um Infektionen handelt, von denen die bakteriell bedingten, etwa die Meningitiden, bei rechtzeitiger Diagnose komplikationslos ausgeheilt werden können und nur noch Viruserkrankungen, also die Encephalitiden, als therapeutisch kaum beeinflußbar ihre Opfer fordern.

Welche Bemühungen die moderne Geburtshilfe unternimmt, die pränatalen und paranatalen Schäden zu verhindern, ist dem vorangegangenen Referat zu entnehmen. Zur *Pathogenese* könnte folgendes ergänzt werden:

Jedes Kind macht während des Geburtsvorganges eine Phase relativen Sauerstoffmangels und einer Kohlensäureanschoppung durch. Der *Sauerstoffmangel* verstärkt sich bei allen komplizierten Entbindungen, zumal wenn bereits, wie bei Übertragung, Nephropathie und Diabetes der Mutter, Placentainsuffizienz oder Nabelschnurkomplikationen, intrauterin ein Sauerstoffmangel besteht.

Nun besitzt das Gehirn des Neugeborenen eine weitaus bessere Toleranz gegen Sauerstoff- und Glucosemangel als das ausgereifte Gehirn, weil es vorübergehend leichter eine anaerobe Glykolyse bewerkstelligt. Allerdings gewinnt der Organismus dabei über den Embden-Meyerhof-Weg aus der Energie eines Moleküls Glucose nur 2 Mol ATP, während beim aeroben Abbau im Krebscyclus 38 Mol ATP aufgebaut werden können. Auch darf man nicht vergessen, daß schon das Erwachsenengehirn 25% des Minutenvolumens und 30% des aufgenommenen Sauerstoffs benötigt, obwohl das Gehirngewicht dann nur 2% des Körpergewichtes beträgt, während das Neugeborenengehirn 10% des Körpergewichtes ausmacht. So kommt es auch im Neugeborenengehirn trotz seiner relativen Toleranz bald zu Zeichen des *Sauerstoffmangels* und der *Stoffwechselacidose*. Die Capillaren werden erhöht durchlässig, ein interstitielles Ödem beginnt, eine hypostatische Hyperämie stellt sich ein, und schließlich beginnen punktförmige Capillarblutungen. Schon das Ödem ist aber für das Gehirn des Neugeborenen der Beginn eines Circulus vitiosus. Da die Capillarisation in diesem Lebensalter geringer ist als beim Erwachsenen, drängt der zunehmende interstitielle Wassergehalt die Capillaren noch weiter auseinander, so daß dazwischen bald nekrobiotische Verhältnisse beginnen und Gehirnzellen zugrunde gehen.

Makroskopisch und mikroskopisch zeichnet sich dieser Prozeß durch Capillarblutungen bis zur subependymalen Flächenblutung aus. Bei entsprechender physikalischer Stauung, etwa bei erschwerten Entbindungen, können unter diesen anoxischen

Bedingungen auch Gefäßrisse, etwa im Gebiet der Vena terminalis, Massenblutungen verursachen, ohne daß ein für den Geburtshelfer bemerkbares „Geburtstrauma" vorgelegen hat. Bemerkenswerterweise sind diese Massenblutungen bei der heutigen schonenden Entbindungstechnik nicht mehr häufig und seltener als die primären Folgen der Hirnanoxie, die immer mit einer starken Stoffwechselacidose verbunden ist. Biochemisch findet man dann im Zentralnervensystem einen Anstieg von anorganischem Phosphat, von Milchsäure, von ADP und einen Abfall der energiereichen Verbindungen ATP und Phosphokreatinin.

Was resultiert aus dieser schweren Stoffwechselstörung des Gehirns, wenn sie nicht möglichst schnell beseitigt wird?

Man findet: Cystische *Erweichungsherde* in der Marksubstanz und im Kerngebiet; fokale Erweichungen cortical und subcortical oder eine diffuse progressive *Rindenatrophie*, die sich später als Mikrocephalie bemerkbar machen kann.

Diese histologischen Befunde sind das morphologische Substrat der Littleschen Erkrankung, der cerebralen Kinderlähmung und der bereits definierten, frühkindlichen Hirnschäden ohne Lähmungen.

Ätiologisch und vermutlich auch morphologisch und später funktionell (aber dafür fehlen bisher fortlaufende Beobachtungen) muß man *differenzieren zwischen*

1. der *schleichenden intrauterinen Asphyxie*,
2. dem *akuten Sauerstoffmangel während der Geburt*,
3. der chronischen oder rezidivierenden *Spätasphyxie* der ersten Lebensstunden und -tage.

Die Bekämpfung der *intrauterinen Asphyxie* liegt völlig in der Hand des Gynäkologen. Sie setzt voraus, daß sie überhaupt erkannt wird, was oft große Schwierigkeiten breitet.

Der akute *Sauerstoffmangel während der Geburt* läßt sich durch gezielte Wiederbelebungsmaßnahmen unmittelbar nach der Entbindung um so folgenfreier bekämpfen, je früher die Lunge ausreichend beatmet und die Acidose durch Pufferinfusionen beseitigt wird.

Ein besonderes Problem stellt die chronische oder rezidivierende *Spätasphyxie* dar, weil sie häufig nicht erkannt wird. Dabei handelt es sich um Kinder, die nach unauffälligem Atmungsbeginn oder nach kurzdauernder, aber überwundener primärer Asphyxie zunehmende Insuffizienzerscheinungen der Atmung aufweisen, etwa im Sinne der Tachypnoe oder schließlichen Bradypnoe mit intercostalen Einziehungen und stöhnender Atmung.

Frühgeborene oder untergewichtige Neugeborene (prämature Dystrophe) neigen besonders zu diesen chronischen Atemstörungen — eine zusätzliche Ursache, warum diese Kinder häufig einen schlechteren Entwicklungsquotienten aufweisen als reife Neugeborene. Auch diese chronische Asphyxie kann erfolgreich im Sinne einer völligen Vermeidung von Spätschäden bekämpft werden, wenn sie rechtzeitig diagnostiziert und durch Sauerstoffzufuhr, Beatmung und Acidosebekämpfung möglichst schnell beseitigt wird. Allerdings verlangt dies eine enge Zusammenarbeit zwischen Geburtshelfer oder Hebamme und weiterbehandelnden Ärzten, wie sich dies in den letzten Jahren immer stärker ausgebildet hat.

Legt man das Beobachtungsgut der Basler Frauenklinik zugrunde, dann muß man bei bis zu 5% der Geburten mit solchen akuten oder Spätasphyxiefällen rechnen. Das bedeutet, daß wir *im Bundesgebiet jährlich etwa 50000 Asphyxiefälle* diagnostizieren und rechtzeitig behandeln müßten, um den von den Kinderkliniken und Pädiatern beobachteten Anstieg an cerebralen Schädigungen wirkungsvoll zu bekämpfen.

Bleibt nämlich die Frühdiagnose und Frühbehandlung aus, dann kommt es *auch bei der Spätasphyxie* zu *Cerebralschäden*, und zwar in einem enorm hohen Prozentsatz von 40 bis 50% der Fälle (Kirveletz).

Bei jeder intrauterinen, subpartalen oder postpartalen Cerebralschädigung befindet sich der Patient in einer schlechten Situation; denn es schließt sich fast regelmäßig ein *erscheinungsfreies Intervall* an, das wochen- und monatelang andauern kann. Das beruhigt zumeist den Geburtshelfer in dem Gefühl, daß trotz einer so schwierigen Entbindung noch einmal alles gutgegangen sei.

Dann aber stellen sich *Ausfallserscheinungen* ein, unübersehbar oft erst dann, wenn eine normalerweise eintretende Funktion ausbleibt. Das bedeutet, daß in vielen Fällen erst am Ende des ersten Lebensjahres oder im zweiten Jahr und bei intellektuellen oder psychomotorischen Ausfällen erst im 3. bis 5. Lebensjahr Symptome der Cerebralschädigung unübersehbar werden. Sie werden dann nicht selten fälschlicherweise kausalgenetisch mit vorangegangenen Impfungen oder ähnlichen Ereignissen verknüpft.

Eine solche Entwicklung muß auf jeden Fall vermieden werden; denn man hat, wenn man vom Geburtshelfer auf die Möglichkeit einer Sauerstoffmangelsituation des Kindes aufmerksam gemacht wurde, heute die Möglichkeit, bereits *im ersten Lebenshalbjahr diagnostische Hinweise* zu gewinnen, ob ein Cerebralschaden vorliegt oder nicht. Bei genauer neurologischer Untersuchung des Neugeborenen und jungen Säuglings lassen sich am Reflexverhalten deutliche Hinweise auf eingetretene Schäden gewinnen — insbesondere, wenn bestimmte Reflexe, die nur für den jungen Säugling in den ersten Lebensmonaten normal sind, persistieren, wie etwa der tonische Labyrinthreflex, die tonischen Halsstellreflexe oder der Mororeflex, oder wenn Reflexe ausbleiben, die sich normalerweise in den ersten Lebensmonaten einstellen, wie etwa die Sprungbereitschaft nach Schaltenbrand oder der Landau-Reflex.

Jedes auf Cerebralparese verdächtige Kind sollte spätestens im sechsten Lebensmonat neurologisch auf sein Reflexverhalten *geprüft werden*, damit keine Zeit bis zum notwendigen schnellen Beginn der Therapie verloren geht. Unterstützend kann sich dabei auch die Prüfung des psychisch-motorischen Verhaltens auswirken, denn man kann schon in diesem Lebensabschnitt affektgesteuerte Hyperkinesen beobachten, wie sie dann später dem Kinderpsychiater als Erethie begegnen oder als hyperkinetische Verhaltensstörung von Strauss beschrieben wurde. *Ein frühzeitiger Behandlungsbeginn, spätestens im zweiten Lebenshalbjahr*, etwa nach der Methode des Ehepaares Bobath, gewährleistet bei leichtgeschädigten Kindern nicht selten eine weitgehende Rehabilitation, während in schweren Fällen nach den heute überall gemachten Erfahrungen die Motorik so weit gebessert wird, daß die meisten Kinder gehen lernen und die Fähigkeiten zur eigenen Nahrungsaufnahme gewinnen.

Die Schwere der perinatalen Hirnschäden bestimmt weitgehend das Spätschicksal. Bei frühzeitiger Erkennung und Behandlung lassen sich Spätschäden vermeiden, die ohne Behandlung unvermeidbar sind. Zu diesem Ziel bedarf es einer engen Zusammenarbeit zwischen Geburtshelfern, Pädiatern und weiterführenden Ärzten mit rückhaltloser Informationspflicht. Das Ziel heißt heute nicht mehr: möglichst niedrige Säuglingssterblichkeit, sondern: möglichst wenig frühkindliche Hirnschäden. Und wenn Schäden unvermeidbar waren: möglichst frühzeitige Diagnose und intensive

Rehabilitation. Nur so läßt es sich erreichen, daß nicht eines Tages bei weiterer
Zunahme die cerebralgeschädigten Menschen zu einem sozial nicht mehr zu be-
wältigenden Problem werden.

Diskussionsbemerkungen zu den Vorträgen von Elert und Ewerbeck

H. KOCH: Herr Elert und Herr Ewerbeck, wir sind Ihnen sehr zu Dank verpflichtet für
die vielen konkreten Details, die Sie mitgeteilt haben, und für die kritischen Gesichtspunkte, die wir beachten sollten, wenn wir im jugendpsychiatrischen Klientel nach *anamnestischen* Anhaltspunkten für frühe Hirnschäden suchen.

Herr Ewerbeck, Sie sagten mit Recht, auf Grund unterschiedlichen Erfahrungsgutes
könnten unterschiedliche Auffassungen über die Häufigkeit früher cerebraler Schäden
zustande kommen. In diesem Zusammenhang spielt das erscheinungsfreie Intervall, das
Herr Harbauer eben wieder erwähnt hat, sicher eine große Rolle. Ich sehe Jugendliche noch
später, zwischen 14 und 21 Jahren. Dabei handelt es sich um charakterlich Auffällige (nicht
um Schwachsinnige und nicht um Körperbehinderte). Auf Grund dieses Untersuchungs-
gutes glaube ich sagen zu können, daß der Prozentsatz früh Hirngeschädigter noch höher
sein dürfte, als aus gynäkologischer und pädiatrischer Sicht zu vermuten ist. Zum gleichen
Ergebnis komme ich noch aus einem weiteren Grunde, den wir ebenfalls nicht unterschätzen
dürfen: das ist die Kompensationsfähigkeit des Gehirns. Glücklicherweise sind auch manche
eindeutig früh Hirngeschädigte später sowohl neurologisch wie psychisch unauffällig. Ich
weise in diesem Zusammenhang vergleichsweise auf die erstaunlichen Hemisphärektomie-
erfahrungen hin, über die Herr Stutte berichtet hat.

Und noch auf einen weiteren Gesichtspunkt möchte ich aufmerksam machen, nämlich
den der *elektiven* Schäden. Ich bin der Meinung, daß wir unser heutiges Thema nochmals
diskutieren sollten mit den Fachleuten auch der Neuropathologie und der Humangenetik.
Wenn ich den Handbuchartikel von Hallervorden u. Meyer über „Cerebrale Kinderlähmung"
richtig in Erinnerung habe, kommt beispielsweise der Status marmoratus bei *nur* pränataler
Hypoxie nicht vor, und ob ein Status dysmyelinisatus eintritt oder nicht, hängt u. a. auch
von der Art des Sauerstoffmangels (akut, subakut oder chronisch) ab. Und weiterhin:
Obwohl der Status marmoratus als Folge exogener früher Hirnschäden anerkannt ist, kommt
er familiär vor, was van Bogaert auf eine „prédisposition vasculaire familiale" zurückführt.

Ergänzend zu dem zuletzt von Herrn Harbauer Gesagten: Matthias hat als Orthopäde
eine meines Erachtens vorzügliche „Untersuchungstechnik" zur Diagnose der infantilen
Cerebralparesen im Säuglings- und Kindesalter veröffentlicht. Daraus geht beispielsweise
hervor, ein wie kompliziertes Phänomen der muskuläre Tonus nach frühen Hirnschäden
auch später noch ist, und daß man diagnostisch erst sicher sein kann, wenn man bei wiederholten Untersuchungen unter optimalen Bedingungen zu eindeutigen Ergebnissen gekommen ist.

H. STUTTE: Im Anschluß an die Bemerkungen von Herrn Koch und unter Bezugnahme
auf die Zahlen, die Herr Ewerbeck mitgeteilt hat: Ist es nicht auch so, daß tatsächliche Hirnschäden in den ersten Jahren oft nicht zu objektivieren sind aus Gründen der Hirnreifung,
daß sie wegen der langsamen Markreifung erst später in Erscheinung treten? Man müßte
meines Erachtens, wenn man Zahlen über Häufigkeit von Cerebralschäden nach bestimmten
frühkindlichen Noxen ermittelt, eigentlich immer angeben, aus welcher Zeit die Befunderhebung stammt, d. h. wie lange die katamnestische Frist ist.

Zum anderen eine Frage an Herrn Ewerbeck und Herrn Peters. Sie sagten, Herr Ewerbeck, die Kinder mit Impfschäden seien häufig vorgeschädigte Kinder, Kinder mit einem
cerebralen Primärschaden. Das entspricht auch unseren Gutachtererfahrungen bei älteren
Kindern mit angeblichen Impfschäden. (Sie haben in der letzten Zeit übrigens an Häufigkeit
zugenommen.) Kann man aber nicht auch fragen, ob die Kinder eine Impfschädigung nicht
deshalb erlitten haben, weil sie einen Vorschaden hatten? Ist nicht der Impfschaden in vielen
Fällen ein Pfropfschaden?

G. Peters: Ich vermag Ihren Ausführungen, die heute mehrfach zum Ausdruck kamen, nicht ganz zu folgen. Mir ist nicht klar, was Sie unter einem leichten, mittelschweren und schweren Hirnschaden verstehen. Bei einem Hirnschaden handelt es sich um einen irreversiblen Defekt am Gehirn. Ich glaube, daß ich in manchen Ihrer Fälle einen anatomisch-pathologischen Hirnschaden gar nicht demonstrieren könnte. Zudem wäre die Grenzziehung zwischen leichtem, mittelschwerem und schwerem Hirnschaden vom Standpunkt des Pathologen außerordentlich schwierig. Sie können Ihre Diagnose doch lediglich an Hand der klinischen Symptomatik in verschiedene Grade einteilen.

Nun ist es aus mannigfachen Beispielen bekannt, daß klinische Ausfallserscheinungen vielfach in nur loser Korrelation zu einem anatomisch-pathologischen Substrat im Gehirn stehen. In nicht seltenen Fällen bleibt sogar ein ausgeprägter Substanzschaden des Gehirns klinisch stumm. Herr Koch hat in diesem Zusammenhang von der Kompensationsfähigkeit und Plastizität des Gehirns gesprochen. Man sollte nicht übersehen, daß in vielen Fällen lediglich die Störung der Funktion der Neurone zu klinischen Ausfalls- oder Reizerscheinungen führen kann. Ein anatomisch-pathologischer Dauerschaden braucht demnach klinischen Ausfallserscheinungen nicht zugrunde zu liegen. Beispiele hierfür sind aus der Psychiatrie: die endogenen Psychosen, aber auch die zahlreichen frühkindlichen Stoffwechselstörungen, ganz besonders die Aminostoffwechselstörungen. Gerade bei letzteren ist es sicherlich besonders lange Zeit lediglich die durch die Stoffwechselstörung veränderte Funktion, die zu schweren klinischen Ausfallserscheinungen führen kann. Nur in einem Teil dieser Enzymopathien kann man Dauerveränderungen nachweisen, die in einer mangelnden Myelinisation oder auch Entmarkung bestehen. Daß primär ein Hirndauerschaden keine Rolle spielen kann, läßt sich auch daraus ableiten, daß bei rechtzeitig einsetzender, entsprechender Therapie klinische Ausfallserscheinungen sich zurückbilden, bzw. ausbleiben.

Man sollte nicht nur den Sauerstoffmangel unterschiedlicher Genese als pathogenetischen Faktor intrauteriner Schäden des Zentralnervensystems berücksichtigen. Immer mehr neigt man heute zu der Ansicht, daß das Zentralnervensystem in der Fetalzeit und im Säuglingsalter gar nicht so empfindlich gegenüber Sauerstoffmangel ist. Man hat dies freilich früher angenommen. Bevor es zu einem Hirndauerschaden kommt, bedarf es eines erheblichen Sauerstoffmangels über längere Zeitdauer. Man muß als schädigende Faktoren mehr die mannigfachen Infektionen und auch Stoffwechselstörungen, die beide schon intrauterin auf den Feten einwirken können, berücksichtigen. Zahlreiche virale und bakterielle Infektionen sind intrauterin bekannt, die zu Dauerschäden im Bereich des Zentralnervensystems führen.

Hinsichtlich der Vorschädigung eines Gehirns durch Impfung sollte man zurückhaltend sein. Man nimmt dies wohl im allgemeinen häufiger an, als es tatsächlich der Fall ist. Im Nachgang zu Impfungen kann zweifellos ein Hirndauerschaden entstehen. Bis zur Beendigung des zweiten Lebensjahres ist im wesentlichen an Ödemschäden (Encephalopathie), jenseits des 2. Jahres an Folgen einer Encephalitis zu denken. Die eben genannten Reaktionen können in der Tat bei einem aus anderer Ursache vorgeschädigten Gehirn eher auftreten als bei einem intakten Gehirn.

Zum Votum G. Peters

A. Friedemann: Ich möchte nicht in die Einzelheiten eingehen, so verlockend es wäre! Mir scheint nur, heute setzt sich eine grundsätzliche Einstellung fort, die gestern schon gefährlich war.

Der Psychiater, der nicht weiterkommt, geht zum Psychologen, und der soll ihm eine Antwort geben. Glücklicherweise hatten wir einen sehr klugen Psychologen, der seine Methodik in ihrer Beschränktheit kennt und darüber nicht hinausgeht. So alt die Psychiatrie ist, so alt ist in Deutschland auch der Irrtum der Hirnanatomie, sie müsse das psychiatrische Symptom nachweisen. Sonst liege keine Krankheit vor. Die verhängnisvolle Fehlbeurteilung trifft die funktionellen Krankheiten. Unter Umständen streiten die Pathologen etwa bei einem Schizophreniefall über ein paar organische Herde. Der Eine findet also eine organische Erkrankung, und der nächste pathologische Anatom weist dem vorhergehenden nach, daß Artefakte aussehen können wie die gefundenen Herde. Es ist hier nicht der Platz, darauf einzugehen. Im übrigen haben wir in Herrn Peters einen kompetenten Fachmann auch für die Kritik. Kurzschlüssig kommt es zu folgenschwerer Konsequenz für den Kliniker. Sie lautet dann etwa: Wenn also das Hirn bereits verändert ist, dann ist die Schizophrenie ein schicksalsmäßiger Prozeß. So wurde mir als jungem Assistenten gesagt: „Streichen Sie doch die Kranken mit Senf ein und probieren Sie, ob sie nicht auch damit gesund werden."

Die Physiologie der cerebralen Vorgänge ist noch in der Erforschung, und zu einem Teil wissen wir, daß, wenn pathophysiologische Funktionen länger andauern, dann auch das Substrat Veränderungen zeigen kann, bzw. wird das veränderte Substrat vielleicht auch andere funktionelle Störungen aufweisen. Wir vergessen aber eins: Daß die Funktionsbreite des menschlichen Organismus weit von dem anatomisch Erkennbaren über das physiologisch Feststellbare in das vorläufig noch nicht Erkennbare geht. Und ich glaube, wir sollten da vorsichtig sein. Ich persönlich muß sagen, ich bin gerade dem Gynäkologen außerordentlich dankbar, daß er unser klinisches Gewissen nun in dieser Weise schärfte. Ich bin auch Herrn Peters dankbar für die Warnung, in unseren Deutungen nicht voreilig zu weit zu gehen. Wir sollten jedoch keinesfalls mit der Kritik nun bereits die Forschungs- und Erkenntnismöglichkeiten vernichten, die wir geschenkt bekommen haben.

R. Elert (Schlußwort): Zu Herrn Schenck: Die intrakraniellen Auswirkungen der „*Sturzgeburt*" hängen von mehreren Faktoren ab. Schon normalerweise schwankt der intrakranielle Druck erheblich zwischen Wehenakme und Wehenpause in Abhängigkeit von Kompression und Dekompression der Schädelkapsel; letztere ist am ausgiebigsten beim Austritt des Schädels aus der Schamspalte. Die Schwankungen des intrakraniellen Drucks sind also von Wehentätigkeit und Geburtsleitung (schonender „Dammschutz", rechtzeitige Episiotomie) einerseits, von der Anpassungsfähigkeit des Schädels (Reifegrad, cephalo-pelvine Situation) andererseits abhängig. Ebenso ist die Sturzgeburt eines reifen Kindes aus den weiten Geburtswegen einer Multipara wegen der geringen intrakraniellen Druckschwankungen anders zu bewerten als die „Sturzgeburt" eines unreifen Kindes aus den unvorbereiteten Geburtswegen einer Primipara, bei der die plötzliche Dekompression des Schädels häufig intrakranielle Blutungen zur Folge hat. Einen ursächlichen Zusammenhang zwischen Sturzgeburt und frühkindlichem Hirnschaden wird man daher nur dann bejahen können, wenn postnatal die charakteristischen Symptome der intrakraniellen Blutung (Krämpfe, asphyktische Anfälle, Trinkschwäche, Ikterus etc.) vorhanden waren. Diese postnatalen „Brückensymptome" fehlen dagegen fast immer in den Fällen, in denen nicht traumatische, sondern dysfunktionelle Faktoren das fetale Gehirn beeinflußt haben. Hier stehen heute mit Recht die Auswirkungen der subchronischen und chronischen *Placentainsuffizienz* im Mittelpunkt des Interesses. Ihre postnatale Diagnose ist relativ einfach, weil sich die pränatale Reifungsstörung nicht nur in Verschiebung des Länge/Gewicht-Quotienten im Vergleich zur Tragzeit niederschlägt, sondern auch aus der verschobenen Relation Placentagewicht : Länge/Gewicht-Quotient erkennbar ist, wie mein Mitarbeiter Werners in eindrucksvollen Untersuchungen gezeigt hat. Es ist einleuchtend, daß ein derartiges „dysmatures" Kind — im angloamerikanischen Sprachraum treffend als „small for date baby", im deutschen weniger glücklich als „Mangelgeburt" bezeichnet — bezüglich perinataler Gefährdung und postnataler Anpassungsfähigkeit anders zu bewerten ist als ein unreifes Kind bei ungestörter „fetoplacentarer Einheit".

Zu Herrn Harbauer: Mit zunehmender Überschreitung der „biologischen Schwangerschaftsdauer" (Schwangerschaftsdauer post ovulationem 267 ± 7,6 Tage) kommt es infolge zunehmender Diskrepanz zwischen fetaler Anforderung und placentarer Leistungsfähigkeit ebenfalls zur Placentainsuffizienz. Sie wirkt sich auf die bereits ausgereifte Frucht ähnlich aus wie eine Mangelernährung post partum, also durch Flüssigkeitsverlust, die dem „dysmaturen" bzw. „postmaturen" Neugeborenen das gleiche greisenhafte, lebhafte, hagere Aussehen verleiht wie dem dystrophen Säugling.

Die pränatale Diagnose der primären wie der sekundären Placentainsuffizienz darf sich nicht auf die Beurteilung der placentaren Leistungsreserve (Oestriolausscheidung im Harn nach Zufuhr von Dehydroepiandrosteron) beschränken. Im Hinblick auf die „fetoplacentare Einheit" muß auch die kardiovasculäre Anpassungsfähigkeit des Fetus an die uteroplacentare Funktionsstörung fortlaufend kontrolliert werden, um eine beginnende „Dekompensation" rechtzeitig zu erkennen. Das gelingt exakt mittels der simultanen elektronischen Registrierung der fetalen Herzaktion und der Uteruskontraktionen, wie mein Mitarbeiter K. Hammacher in eindrucksvollen mehrjährigen Untersuchuugen gezeigt hat. Der von ihm entwickelte Kardiotokograph ermöglicht durch fortlaufende Kontrollen während der Schwangerschaft und unter der Geburt die frühzeitige Erkennung fetaler Gefährdung.

Damit komme ich zu der zweiten Frage von Herrn Harbauer, der Frage nach dem schonendsten Entbindungsverfahren bei erkannter fetaler Gefährdung. Bei regelrechter cephalopelviner Situation, Geburtsreife der Cervix und Wehenbereitschaft des Uterus ist die vaginale Entbindung nach schonender Geburtseinleitung die Methode der Wahl. Wenn diese Vorbedingungen aber nicht erfüllt sind, ist das Risiko einer protrahiert verlaufenden, oft operativ beendeten, vaginalen Entbindung für das fetale Gehirn im allgemeinen wesentlich höher als das des primären Kaiserschnitts unter den optimalen Bedingungen moderner Anästhesie, Operationstechnik, Reanimation und pädiatrischer Intensivbetreuung. Die Apgar-Ziffern von Kaiserschnittskindern sind im Durchschnitt zwar schlechter als die spontan geborener Kinder, aber wesentlich besser als die von Kindern nach protrahierter Geburt. Bei richtiger Risikoabwägung bedeutet die präventive Indikation zum Kaiserschnitt die Verminderung vaginaler Entbindungsoperationen aus vitaler Indikation.

Zu Herrn PETERS: Ich glaube nicht, daß die Geburtshelfer den *Sauerstoffmangel* als Ursache cerebraler Schädigungen überbewerten. Sie fürchten ja nicht so sehr den Sauerstoffmangel selbst als seine Auswirkungen auf die Mikrozirkulation, also die metabolische Acidose infolge anaerober Glykolyse. Ihrer Bekämpfung dienen daher in erster Linie die Maßnahmen der modernen postnatalen Reanimation. Im übrigen wurde der Sauerstoff, dessen deletäre Wirkung bei postnataler Überdosierung heute ja allgemein bekannt ist, von den Geburtshelfern der vergangenen 2 Jahrhunderte für viele fetale Schäden verantwortlich gemacht.

Als „Unparteiischer" zwischen Hirnmorphologen und Psychiatern möchte ich abschließend etwas zu der unterschiedlichen Auslegung des Begriffes „Hirnschädigung" bzw. „Hirnschaden" sagen. Eine mäßige perinatale Hirnschädigung infolge metabolischer Acidose kann bei energischer Reanimation durchaus reversibel sein. Ein „Dauerschaden" setzt dagegen eine irreversible Schädigung voraus, ohne daß sie auch in jedem Falle morphologisch faßbar sein muß. Der Psychiater meint den Hirn*leistungs*schaden, der Morphologe den anatomisch nachweisbaren Hirnschaden infolge *irreversibler* Hirnschädigung.

H. EWERBECK (Schlußwort): Um sich ein Urteil über die *Zusammenhänge frühkindlicher Hirnschäden mit dem Geburtsvorgang* zu machen, sollte man genaue Unterlagen über die Beweiskraft retrospektiver Untersuchungen auf Grund elterlicher Angaben berücksichtigen. Das ist nur in *prospektiven Untersuchungsreihen* möglich, wovon mir nur eine einzige bekannt ist. Bei insgesamt 200 Kindern wurden die Eltern über die erschwerte Geburt und die Möglichkeit einer bleibenden Gehirnschädigung orientiert und das Gespräch durch Unterschrift bestätigt. Nach 5 Jahren wurden die Eltern von einer anderen Untersuchungsgruppe über die Geburtsanamnese befragt, und über 60% stritten ab, daß das Kind eine Geburtsschädigung erlitten habe. Daraus ergibt sich die dringende Notwendigkeit einer rationellen *Neugeborenendokumentation*, um diese noch weitgehend offenen Fragen zu klären. Sicher gibt es eine große Menge stummer Schäden, auf die Herr Koch hinwies, auf der anderen Seite ist es eine pädiatrische Erfahrung, daß auch schwer asphyktisch geschädigte Kinder, wenn sie in den ersten Lebensstunden richtig behandelt werden, ohne Schaden davonkommen. Ob man nur das als Hirnschäden bezeichnet, was mikroskopisch zu sehen ist, ist sicher einer Diskussion wert (Herr Peters). Der Kliniker bedauert nur, daß er bereits handeln muß, wenn er noch nicht beweisen kann, ob ein Schaden vorliegt oder nicht.

In bezug auf die *Pockenschutzimpfung* wird von der Pädiatrie neuerdings die Meinung vertreten, daß bei allen Risikokindern und undurchsichtigen Entbindungsverhältnissen die Pockenschutzimpfung erst nach dem 12. Lebensmonat durchgeführt werden sollte, weil dann sicherer zu beurteilen ist, ob eine cerebrale Entwicklungsstörung vorliegt, deren erste Symptome womöglich erst nach der Pockenschutzimpfung auftreten und dann von den Angehörigen fälschlicherweise auf die Schutzimpfung bezogen werden. Zusätzlich lassen sich auf diese Weise weitgehend die Pfropfschäden vermeiden.

Klinisch-jugendpsychiatrischer Beitrag zur Ätiologie frühkindlicher Hirnschädigungen

G. Bosch, Süchteln

unter Mithilfe von M. Steckhan und P. Fleischhauer

Es ist vielleicht ergänzend zu den Vorträgen von Elert und Ewerbeck von Interesse, wie sich ein Krankengut, wie das der Süchtelner Klinik für Jugenpsychiatrie, bezüglich der frühkindlichen Hirnschädigungen zusammensetzt. Das Krankengut weist gewisse Besonderheiten auf, da nicht nur Patienten zur Diagnostik und kurzfristigen Behandlung, sondern auch zu länger dauernder Eingliederungshilfe und Pflege aus dem gesamten Zuzugsgebiet des Landschaftsverbandes Rheinland einbegriffen sind. Die Zahlen, einer noch laufenden Untersuchung von Fleischhauer u. Steckhan entnommen, sind als vorläufige anzusehen. Die abschließende Auswertung des Gesamtmaterials steht noch aus. Es können daher nur einige, bei der ersten Durcharbeitung deutliche Ergebnisse mitgeteilt werden.

Wir haben 866 Fälle, die bis zu einem Stichtage von der Eröffnung der Klinik an aufgenommen worden waren, durchgemustert. Dabei ergab sich, daß mit großer Wahrscheinlichkeit, d. h. sowohl anamnestisch als auch diagnostisch gesichert, 127 Fälle perinatal und 100 Fälle postnatal cerebralgeschädigt waren, das sind 18,6 und 13,6%. Auf diese beiden Schädigungsgruppen will ich mich im Folgenden beschränken. Um das Krankengut in seiner Schwere zu charakterisieren, sei die Intelligenzverteilung angeführt:

Perinatal Geschädigte:	I.Q. unter 50	78 = 61,4%
	I.Q. 50 bis 70	27 = 21,3%
	I.Q. 71 bis 90	14 = 11%
	Normal	6 = 4,7%
	Nicht zu beurteilen	2 = 1,6%
Postnatal Geschädigte:	I.Q. unter 50	53 = 53%
	I.Q. 50 bis 70	21 = 21%
	I.Q. 71 bis 90	19 = 19%
	Normal	6 = 6%
	Nicht zu beurteilen	1 = 1%

Zu der Tabelle ist zu bemerken, daß die Gruppe mit einem I.Q. unter 50 wegen der Schwierigkeit der I.Q.-Bestimmung in diesem Intelligenzbereich nicht noch einmal unterteilt worden ist. Der auffallende Unterschied in der Zahl der Schwergeschädigten mit einem Überwiegen der perinatal Geschädigten schwindet praktisch und kehrt sich zum Gegenteil um, wenn wir bei den postnatal Geschädigten nur die in den ersten 3 Lebensjahren Erkrankten oder Geschädigten hinzunehmen; denn von

53 postnatal geschädigten Kindern, bei denen der I.Q. unter 50 liegt, haben 51 ihre Schädigung in den ersten 3 Lebensjahren erlitten. Bei späteren Schädigungen treten, entsprechend früheren Anmerkungen in der Literatur (Ford, Bosch), Verhaltensstörungen und nur leichtere intellektuelle Beeinträchtigungen in den Vordergrund.

Die Frage der Vorschädigung

Vergleicht man die beiden Gruppen hinsichtlich wahrscheinlicher Vorschädigung und summiert dabei alle Hinweise, die sich aus der Anamnese ergeben, wie z. B. solche auf Blutungen in der Schwangerschaft, Gestosen, schwere Hyperemesis, durchgemachte Infektionskrankheiten der Mutter, mütterlichen Diabetes, Intoxikationen (Gasvergiftung u. ä.), so bekommen wir folgende Zahlen: Perinatal Geschädigte 40%, postnatal Geschädigte 7%.

Nehmen wir bei den postnatal geschädigten Kindern diejenigen heraus, die z. Z. der Erkrankung und sonstigen Schädigung eine leichte bis schwere Entwicklungsverzögerung aufwiesen, so bekommen wir eine Zahl von 10 = 10%. Von diesen haben drei keinerlei Hinweise auf eine durchgemachte prä- oder perinatale Schädigung aufzuweisen. Die deutliche Differenz zwischen der Vorschädigung von peri- und postnatal geschädigten Kindern weist wieder einmal darauf hin, daß das vorgeschädigte Kind einmal von sich aus die Geburt erschwert (z. B. Hydrocephalus, Tonusveränderungen), zum anderen auch lädierbarer ist. Weiterhin entsteht die Frage, ob wir nicht manche Mangel- oder Frühgeburt hier den pränatalen Schäden zurechnen müssen.

Sprachliche und motorische Entwicklung

Diese Verhältnisse lassen sich bei den beiden Gruppen nicht gut vergleichen. Es ergab sich aber in beiden Fällen, daß die sprachliche Entwicklung tiefer beeinträchtigt war als die motorische. Als Beispiel seien die Zahlen bei den perinatal Geschädigten angeführt. Von diesen lernten etwa 17% normal laufen (bis $1^1/_2$ Jahren) und nur 7% sprechen. Nicht laufen lernten 22%, nicht sprechen 53%. In der Gruppe derjenigen, die nicht zum selbständigen Laufen gekommen sind, sammeln sich naturgemäß die Cerebralparesen. In der Gruppe der Nichtsprechenden — die tief Intelligenzgestörten, aber auch einige schwerstmotorisch Behinderte (schwere Choreoathetosen). Dieses Material bedürfte natürlich einer genaueren Differenzierung.

Zur Ätiologie

1. Perinatale Hirnschäden: Frühgeburten: 40%. (Neben dem vorzeitigen Termin wurde auch ein Gewicht unter 2500 g dazugerechnet.) Übertragungen: 10%. Geburtskomplikationen: Abnorme mechanische Gegebenheiten: 26,7%. Lageanomalien: ca. 20%. Davon Beckenendlagen: 14,9%. Mehrlingsgeburten: 8%.

Diese Zahlen der Geburtskomplikationen überragen deutlich diejenigen der operativen Eingriffe. Eine Zange wurde nur bei 7% der Fälle angewandt.

Ätiologisch bedeutungsvoll ist offenbar eine Verlängerung der Geburtsdauer über 12 Std, die sich bei 32,2% unserer Fälle fand. Bei sieben Fällen lag sie über 48 Std.

2*

16mal ergaben sich Hinweise auf Störungen der Wehentätigkeit und 10mal
wurden fehlende oder abnorm veränderte Herztöne berichtet.

Von den Störungen bei dem Neugeborenen seien nur die herausragendsten
erwähnt. Eine Asphyxie fand sich bei 76 Fällen (59%). Sie war bei 31 Fällen mit
Nabelschnurkomplikationen, bei 8 mit Ikterus, bei 8 mit Fruchtwasseraspiration
kombiniert.

Um die Bedeutung dieser ätiologischen Faktoren für die Intelligenzentwicklung
zu ermessen, haben wir den I.Q. errechnet für Frühgeburten, protrahierte Geburten
und Asphyxien. Bei den beiden ersteren Gruppen sind die Fälle ausgelassen, bei denen
deutliche Asphyxien angemerkt waren. Bei dieser Gruppierung ergibt sich ein Anstieg
derjenigen, die im I.Q. unter 50 liegen, von 51% über 61% zu 64% bei den Asphykti-
kern.

Unter den Symptomen der ersten 14 Tage ragten persistierende Atemstörungen
bei 11%, und Krämpfe bei 27,5% heraus.

An Störungen im Laufe des ersten Lebensjahres wurden besonders erwähnt:
solche der biologischen Rhythmik, der Nahrungsumstellung, der Neigung zu
Erbrechen, zu protrahiertem Schreien, zu psychomotorischer Unruhe. Insgesamt
fanden sich solche Schwierigkeiten bei 35% des Krankengutes.

2. Postnatale Hirnschäden: Ätiologisch liegt der Schwerpunkt bei bakteriell
bedingten Encephalopathien. Sie umfassen 37% des Krankengutes; davon 15%
Pertussisfälle. Virusencephalitiden wurden bei 13% anamnestisch nachgewiesen, davon 4 Masern- und 4 Vaccinationsencephalitiden. Meningitiden und Encephalitiden
ohne Erregernachweis 25%, Ernährungsstörungen 7%, Hirntraumen 15% (allmäh-
liches Ansteigen jenseits des 3. Lebensjahres). Epileptische Anfälle verschiedenster
Art fanden sich in beiden Gruppen bei 37% des Krankengutes.

Verhaltensstörungen

Ich möchte hier nur ein ganz grobes Schema herausragender Verhaltenszüge vortragen. Unterteilen wir das Krankengut in Fälle ohne gröbere Verhaltensstörungen im klinischen Rahmen und solche mit Verhaltensstörung, so bekommen wir
folgendes Bild:

	eingeordnet ohne Verhaltensstörung %	gröbere Verhaltensstörungen %
Perinatal	47	53
Postnatal	21	79

Diese groben Richtzahlen würden bestätigen, daß bei postnatalen Erkrankungen,
die über das 2. Jahr in ihrem Beginn hinausreichen, Verhaltensstörungen betont auftreten. Es fiel weiter auf, daß die dranghafte Unruhe in der Gruppe mit einem I.Q.
zwischen 50 und 70 am deutlichsten hervortritt. Das mag aber auch daran liegen,
daß bei diesen Patienten gerade die Unruhe zum Einweisungsgrund wurde und dadurch eine negative Auslese erfolgte.

Auffallend gering ist die Zahl der Antriebsarmen in unserem Krankengut.
Perinatal wurde nur bei 2, postnatal bei 10 Fällen eine Antriebsarmut festgestellt und

betraf dann überwiegend sehr tiefe Idioten oder resignierte Spastiker. Auch hier könnte ein Auslesefaktor wirksam sein in der Art, daß antriebsarme, ruhige, wenn auch geschädigte Kinder sich eher zu Hause und in ambulanten Einrichtungen halten lassen. Es fragt sich aber auch, wie weit intensive Sonderpädagogik die überwiegend bei hospitalisierten oder jedenfalls frustrierten Kindern zu beobachtende Apathie zu überwinden in der Lage ist und dadurch die Zahl der antriebsarm-apathischen vermindert.

Zum Abschluß sei bemerkt, daß eine solche Untersuchung klar macht, in welch schwieriger Lage hinsichtlich der Aufhellung der Ätiologie sich der Kinder- und Jugendpsychiater leider noch immer befindet. Mängel in der Erinnerung und der Kenntnis der Eltern, aber leider auch in der Durchführung und Dokumentation der Schwangeren-Voruntersuchung, des Geburtsablaufes sowie schließlich das Fehlen einer sorgsam und routinemäßig durchgeführten pädiatrisch-neurologischen Frühuntersuchung des Neugeborenen und das Fehlen einer fortlaufenden Weiterbetreuung der Risikokinder erschweren sowohl die Verhütung frühkindlicher Hirnschädigungen als auch die Aufklärung der Ätiologie, die Früherkennung und Frühbehandlung, deren Möglichkeiten und Notwendigkeit in den Vorträgen von Elert und Ewerbeck so eindringlich dargestellt worden sind.

Untersuchungen an hirngeschädigten Kindern

H. Müller-Küppers, Heidelberg

In der Konfliktsituation, über die Methodik oder die Ergebnisse meiner Untersuchung zu berichten, möchte ich eigentlich, insbesondere gestützt auf die Diskussion vom gestrigen Tage, der Darstellung der Methodik den Vorzug geben. Ich glaube, daß die so ungewöhnlich verdienstvolle Herausarbeitung des exogenen Psychosyndroms von Herrn Lempp allerdings folgende Schwierigkeit hat. Die Diagnose des exogenen Psychosyndroms wird meines Erachtens viel zu häufig gestellt, und zwar bei Fällen, für die Herr Lempp die Voraussetzungen für nicht gegeben erachten würde. Das bezieht sich insbesondere auf den Zeitfaktor. Herr Lempp will ja doch eine verhältnismäßig exakte Begrenzung nach oben, etwa bei dem ersten, höchstens zweiten Lebensjahr sehen. Ich würde aber nun auch mit ihm glauben, daß wir als Kinderpsychiater, die wir ja diese Fälle im allgemeinen doch erst nach dem dritten, vierten und noch späteren Lebensjahr — Höhepunkt ist der Zeitpunkt der Einschulung — zu sehen bekommen, uns eigentlich etwas weniger auf die Ätiologie und Pathogenese, als vielmehr auf die Schwere der Schädigung ausrichten sollten, und ich würde überlegen oder zur Diskussion stellen, ob man nicht besser von leichten, mittleren, oder schweren Hirnschädigungen spricht und etwa dieselben Definitionskriterien dabei ansetzt, die Herr Lempp gegeben hat. Ich würde jedenfalls meinen, daß die Differentialdiagnose dieses Krankheitsbildes immer um so schwieriger wird, je geringer die Ausprägung ist. Gestern ist ja schon mit Recht gefragt worden: Wie weist man eigentlich nach, daß keine leichte frühkindliche Hirnschädigung vorliegt? Das vielleicht zunächst. Im übrigen bin ich der Auffassung, daß sich hinter Diagnosen wie „Charakteropathie, Psychopathie, Pseudodebilität" oder ähnlichem besonders für nichtärztliche Erziehungsberater erhebliche differentialdiagnostische Schwierigkeiten verbergen.

Ich möchte zum anderen aber auch noch auf die Bedeutung der Soziologie und die Einstellung der Eltern zu diesen Schädigungen hinweisen. Ich bin persönlich überzeugt davon, daß gerade bei den meisten frühkindlichen Hirnschädigungen nicht so sehr die Intensität oder das Ausmaß der Schädigung wichtig sind, als vielmehr die Einstellung der Umwelt zu dem geschädigten Kind. Wir haben daher auf Grund einer größeren Studie eine typologische Einteilung vorgenommen, und wir glauben nicht, daß hier eine Spezifität vorliegt, die nur für das leicht cerebral geschädigte Kind zutrifft. Wir haben in acht Gruppen eingeteilt:

Leicht cerebral geschädigte Kinder aus sozial indolenten Familien, leicht cerebral geschädigte Kinder aus Familien mit familiären Schwachsinn; hier liegen ganz besondere Probleme vor. Weiterhin die am Sozialprestige orientierte Familie, die sich ja besonders schwer tut mit einem hirngeschädigten Kinde. Als vierte Gruppe rangierten die überkritischen und auf Perfektion eingestellten Eltern.

Die fünfte Gruppe bildeten die überprotektiven Familien. Wir haben eine Sondergruppe für ärztlich vorgebildete Eltern, die ja eine spezielle Problematik darstellen, formiert. Die siebente Gruppe stellten die Ersatz-, d. h. Adoptiv- und Pflegefamilien. Die Einteilung schließt mit dem leicht cerebral geschädigtem Kind in der Heimerziehung ab, ein weiteres und wichtiges Problem für jeden, der praktisch in dieser Arbeit steht.

Das war der eine Teil der Arbeit, der andere bezog sich auf biostatistische Erhebungen. Ich bin von einem Krankengut von etwa 3000 Kindern, die ich selbst gesehen habe, ausgegangen. 1000 Fälle pro Jahr können von einem Untersucher gerade noch beurteilt werden. Von diesen 3000 Kindern habe ich in allen Fällen 245 Merkmale auf Lochkarten aufgenommen. Diese 245 Merkmale bezogen sich u. a. auf die Diagnose, das Einzugsgebiet, den einweisenden Arzt, auf anamnestische Angaben und entwicklungsbiologische Daten. Weitere Merkmale galten den neurologischen, neuroradiologischen und den experimental-psychologischen Befunden. Endlich haben wir therapeutische Maßnahmen, die sich für diese Kinder als notwendig erwiesen, in den Katalog aufgenommen. Wir haben eine Gruppe aller leicht hirngeschädigten Kinder gebildet; als Einteilungskriterium galten neurologische, encephalographische und experimental-psychologische Befunde; der untere Grenzwert hinsichtlich der Intelligenz wurde bei 0,70 festgesetzt. Wir haben als Vergleichsgruppe Kinder genommen, die keine, aber auch keine schweren oder mittleren Formen von Hirnschädigungen aufwiesen. Diese 245 Merkmale wurden für beide Gruppen nach Alter und Geschlecht differenziert. Eine Überschlagsrechnung mit der χ-Quadratmethode ergab, daß 46 Merkmale mit der Varianzanalyse auf ihre Signifikanz berechnet werden konnten. Über diese Ergebnisse möchte ich Sie jetzt an dieser Stelle nicht informieren; ich wollte Ihnen nur die methodische Form unseres Vorgehens darstellen.

Diagnostische Kriterien zur Einteilung frühkindlicher Hirnschädigungen

K. Schenck und D. Weber, Marburg

Die Zielsetzung der Marburger Untersuchung, eine Differenzierung des organischen Psychosyndroms im Kindesalter, machte es notwendig, die Probanden unserer Klinik nach gewissen Gesichtspunkten auszuwählen. Zunächst war eine sichere und eindeutige Diagnose selbstverständliche Voraussetzung. Altersmäßig beschränkten wir uns auf das 8. bis 13. Lebensjahr. Für die Testbarkeit war eine ausreichende Intelligenz erforderlich; im Hinblick auf die motorischen Tests mußte auf die Hinzunahme von Kindern mit schwerer Körperbehinderung verzichtet werden. Im übrigen wurde die Zahl der Auswahlkriterien mit Absicht gering gehalten, um eine weitgehende Inhomogenität des Patientengutes, d. h. einen möglichst repräsentativen Querschnitt der in unserer Klinik untersuchten Patienten zu garantieren. Es erfolgten Differenzierungen:

1. Nach Lokalisation der Hirnschädigung. Es wurde eine Unterteilung nach corticalen, subcorticalen und cerebellären Schädigungsschwerpunkten vorgenommen. Unter dem Gesichtspunkt der Hemisphärendominanz fanden halbseitige Schädigungen eine besondere Berücksichtigung.

2. Nach dem Zeitpunkt der Schädigung. Unsere Aufgliederung folgte der üblichen Nomenklatur von Embryopathien, Fetopathien, peri- und postnatalen Schädigungen. Die Gruppe mit einem Schädigungszeitpunkt jenseits des ersten Lebensjahres umfaßt vorwiegend Kinder mit Hirntraumen und entzündlichen Erkrankungen des ZNS.

3. Nach ätiologischen Gesichtspunkten. Es gelang, statistisch repräsentative Kollektive von toxisch-hypoxischen, von traumatischen und von entzündlichen Schädigungen zusammenzustellen. Die Zahl der Probanden mit metabolischen Störungen erreichte die Größenordnung statistischer Repräsentanz nicht.

Der klinischen Probandengruppe wurde eine Kontrollgruppe von Kindern gegenübergestellt, die wir aus verschiedenen Schulen von Marburg und seiner unmittelbaren Umgebung gewinnen konnten. Obwohl eine repräsentative Verteilung von Stadt- und Landbevölkerung, Sonder- und Normalschülern angestrebt wurde, ist für die Beurteilung der Häufigkeit frühkindlicher Hirnschädigungen in der Normalbevölkerung aus unserem Probandenmaterial lediglich *ein* größeres, auslesefreies Kollektiv geeignet: 74 Schulkinder einer ländlichen Gemeinde von 7 bis 12 Jahren (= 100% der Schüler diesen Alters).

Vergleicht man die von uns ermittelten Prozentzahlen über die Häufigkeit frühkindlicher Hirnschädigungen mit denen anderer Autoren (Tabelle 1), so liegen unsere Werte noch am ehesten in der Größenordnung, die sich bei den Untersuchungen von Strunk u. Faust (1967) ergaben, nämlich: sichere Hirnschädigungen 1,88%, fragliche Hirnschädigungen 11,88%. Auch die von Enke (1955) angegebene Prozentzahl = 6,5% und jene von Hünnekens u. Kiphard (1963) = 7,5% kommen nahe an die von uns ermittelten Werte heran. Sie unterschieden sich jedoch ganz erheblich von den Werten, die Lempp (1964) angibt: Sichere Hirnschädigungen 17,9%, fragliche Hirnschädigungen 63,6%.

Eine Einteilung in sichere und fragliche Hirnschädigungen nahmen wir nach folgenden *Kriterien* vor: Eine *sichere Hirnschädigung* wurde diagnostiziert, wenn entweder auf Grund des neurologischen Befundes an einer Hirnschädigung nicht zu zweifeln war — gleichgültig, ob sich hierfür hinreichend verläßlich anamnestische Hinweise finden ließen oder nicht — oder wenn eine Vorerkrankung bzw. Komplikation von Schwangerschaft oder Geburt von einer solchen Schwere vorlag, daß mit Sicherheit eine Hirnschädigung zu erwarten war. In der Regel ließ sich hierbei

Tabelle 1. *Häufigkeitsverteilung frühkindlicher Hirnschädigungen in der Normalbevölkerung*

	Enke	Hünnekens	Lempp	Strunk	Marburger Untersuchungen
	%	%	%	%	%
Frühkindliche Hirnschädigung	6,5	7,5	17,9	1,88	2,7
Verdacht auf frühkindliche Hirnschädigung			63,6	11,8	14,9
Nicht frei von Grenzbefunden				13,76	46,0

eine neurologische (Mikro-)Symptomatik oder ein pathologisches EEG auch zum Zeitpunkt der Untersuchung noch nachweisen.

Eine *fragliche frühkindliche Hirnschädigung* diagnostizierten wir entweder, wenn schwere, jedoch nicht mit Sicherheit von einer frühkindlichen Hirnschädigung begleitete Komplikationen in der Anamnese vorlagen, zum Zeitpunkt der Untersuchung sich jedoch keine neurologischen oder elektroencephalographischen Auffälligkeiten mehr sichern ließen, oder wenn sich leichte anamnestische Hinweise mit neurologischen Mikrosymptomen kombinierten.

Als *fraglich normal* stuften wir Kinder ein, die leichte anamnestische Komplikationen zeigten oder bei unauffälliger Anamnese eine Mikrosymptomatik aufwiesen.

Um zu den Gruppen zu gelangen, die nach diesen Kriterien eine relative Homogenität aufwiesen, haben wir eine Signierung vorgenommen, bei welcher wir neben Anamnese und somatischem Befund (unter Einschluß des Elektroencephalogramms) als weiteres Kriterium psychopathologische Auffälligkeiten während der ärztlichen Untersuchung mitberücksichtigen. Es wurde also signiert: schwere und leichte anamnestische Auffälligkeiten (A; a), schwere und leichte somatische Befunde zum Zeitpunkt der Untersuchung (N; n) sowie schwere und leichte psychopathologische Auffälligkeiten (P; p). Versucht man nach diesen sicherlich wesentlichen und einleuchtenden Kriterien einheitliche Gruppen aufzustellen, so ergeben sich theoretisch

27 Möglichkeiten (Tabelle 2), von welchen jedoch auf Grund der Auslesekriterien nur eine relativ begrenzte Zahl eine stärkere Besetzung zeigt: In dem Ausgangsmaterial (147 Kinder) sind es *vier Gruppen* :

1. 18 Fälle mit schweren anamnestischen Auffälligkeiten und neurologischer Mikrosymptomatik (A, n).

2. 14 Fälle mit schweren anamnestischen Auffälligkeiten, einer neurologischen Mikrosymptomatik und leichten psychopathologischen Auffälligkeiten (A, n, p).

3. 11 Fälle mit schweren anamnestischen Auffälligkeiten, neurologischer Mikrosymptomatik und schweren psychopathologischen Auffälligkeiten (A, n, P).

4. 16 Fälle mit schweren anamnestischen Auffälligkeiten, ausgeprägter neurologischer Symptomatik und schweren psychopathologischen Auffälligkeiten (A, N, P).

Tabelle 2. *Klinisches Ausgangsmaterial*

	Neurologische (n, N) und psychische (p, P) Auffälligkeiten								
	0	n	p	n p	N	P	N p	n P	N P
Anamnestische Auffälligkeiten									
keine (—)	0	0	0	0	0	0	0	1	3
geringe (a)	8	6	2	8	5	1	3	5	6
schwere (A)	5	18	6	14	7	5	7	11	16

Kontrollgruppe aus Marburger Schulen

	Neurologische (n, N) und psychische (p, P) Auffälligkeiten								
	0	n	p	n p	N	P	N p	n P	N P
Anamnestische Auffälligkeiten									
keine (—)	64	8	0	0	0	0	0	0	0
geringe (a)	46	13	0	2	0	1	0	1	0
schwere (A)	7	2	0	1	0	0	0	1	0

Innerhalb der *Kontrollgruppe* (146 Kinder) sind es *drei Gruppen*, die eine für statistische Zwecke günstige Besetzung zeigen:

1. 64 Fälle ohne jegliche anamnestische Auffälligkeiten, neurologische Symptomatik oder Hinweise auf ein organisches Psychosyndrom (0).

2. 46 Fälle mit leichten anamnestischen Auffälligkeiten, aber ohne neurologische und psychopathologische Normabweichungen (a).

3. 13 Fälle mit leichten anamnestischen Auffälligkeiten und einer neurologischen Mikrosymptomatik (a, n).

Zusammenfassend seien folgende Gesichtspunkte unserer Differenzierungsversuche herausgestellt:

1. Es war nicht unsere Absicht, die Diagnose „frühkindliche Hirnschädigung" auszuweiten oder gar (als Ursache kindlicher Verhaltensstörungen) zu propagieren.

2. Es ist im Augenblick noch verfrüht, auf Grund der mitgeteilten Zahlen zu endgültigen Schlußfolgerungen zu gelangen. Es erschien uns jedoch nützlich, aufzu-

zeigen, in welcher Weise eine Unterteilung und Gruppenordnung frühkindlicher Hirnschädigungen möglich ist.

3. Wir sind der Auffassung, daß in Zukunft Untersuchungen an Kindern mit frühkindlichen Hirnschädigungen nur dann untereinander verglichen werden können, wenn in möglichst prägnanter Weise die Einteilungskriterien herausgestellt werden. Dies beweist vor allem die Übereinstimmung unserer Angaben hinsichtlich der Häufigkeit frühkindlicher Hirnschädigungen in der Normalbevölkerung mit den Werten, die Strunk u. Faust (1967) ermittelten. Die von einander unabhängige Anwendung von sehr ähnlichen Einteilungskriterien führte zu nahezu übereinstimmenden Ergebnissen.

Literatur

Enke, W.: Mehrdimensionale Diagnostik erziehungsschwieriger Kinder. Z. Psychother. med. Psychol. 5, 260—275 (1955).
Göllnitz, G.: Die Bedeutung der frühkindlichen Hirnschädigung für die Kinderpsychiatrie. Leipzig: Thieme 1954.
Hünnekens, H., Kiphard, E.: Untersuchungen und Betrachtungen zur Individualmotorik von Schulkindern. Gesundheitsfürsorge 13, 73 (1963).
Lempp, R.: Frühkindliche Hirnschädigung und Neurose. Bern u. Stuttgart: H. Huber 1964.
Strunk, P., Faust, V. B.: Die Bewertung hirnorganischer Befunde bei Verhaltensstörung im Kindesalter. Arch. Psychiat. Nervenkr. 210, 152 (1967).

Psychologische Grundprobleme bei der Planung und Auswertung empirischer Untersuchungen über „das hirngeschädigte Kind"

K.-H. Wewetzer, Gießen

Es ist immer angenehmer, neue Fakten statt Probleme vorzutragen. Da das Gießen-Marburger-Forschungsprojekt, das unter dem Arbeitstitel „*Ausdifferenzierung des organischen Psychosyndroms bei kindlicher Hirnschädigung*" steht und von Herrn Stutte und mir geleitet wird, aber noch nicht abgeschlossen ist, möchte ich die Gelegenheit ergreifen, einige Grundprobleme aufzuzeigen und kurz zu diskutieren. Beachtung und Behandlung dieser Fragen stellen den Ausgangspunkt der laufenden Untersuchungen dar, von denen die Herren Schenk, Schilling und Scholtz einige Details vortragen werden. Bis zur endgültigen, geschlossenen Darstellung der Untersuchungsergebnisse werden weitere Detailveröffentlichungen erfolgen.

Es liegt somit nahe, daß ich an meine früheren Untersuchungen in Marburg (Lahn) anknüpfe [1]; Herr Stutte hatte sie damals insbesondere dadurch angeregt, daß er mich auf die Publikationen von A. A. Strauss u. Mitarb. [2] hinwies, die für die psychodiagnostischen Untersuchungen von hirngeschädigten Kindern — oder von solchen Kindern, bei denen ein Verdacht auf eine Schädigung besteht — nun tatsächlich ein differenzierteres Instrumentarium anboten, als es bis dahin — mit der Verwendung eines Binet-Systems oder des Rorschach-Tests allein — der Fall war. Eine Überprüfung und Modifizierung dieser Testskalen, vom Bender-Gestalt-Test über den Marble-Board- bis zum Figur-Grundtest, war das erste Ziel meiner damaligen Arbeit. Das Ergebnis war für weitere Untersuchungen dieser Art durchaus vielversprechend; denn die Skalen differenzierten gut zwischen den beiden Gruppen, den „hirngeschädigten" und den „hirngesunden".

Darüber hinaus ging es mir aber eigentlich um mehr, nämlich darum, den Konzeptionen Conrads folgend, einen Beitrag zur spezifischen psychologischen Beschreibung und Charakterisierung des hirngeschädigten Kindes zu leisten. In der Zeit ab 1955 war eine „Gestaltanalyse" der psychopathologischen Phänomene [3] ein progressives, vielversprechendes Programm, das zudem den Vorteil bot, hierbei damals bei uns gerade bekannte statistische Techniken heranzuziehen und mit Hilfe der Faktorenanalyse einen „Strukturwandel" besser als bisher objektivieren zu können.

Die Theorie der Gestaltpsychologie als Modell für klinisch-psychologische Untersuchungen heranzuziehen, auf die Forschungen von W. Köhler, M. Wertheimer, Goldstein und auf den genannten Kreis um A. A. Strauss zurückzugreifen und diese mit den Arbeiten von Thurstone verbinden zu können, war verlockend. Dabei bewegte sich Thurstone mit seiner faktoriellen Studie über die Wahrnehmung [4] auf derselben Funktionsebene wie die Gestaltpsychologen und entwickelte fast „ganzheitlich" orientierte (so konnte es wenigstens scheinen) Hypothesen wie die folgende:

„The fundamental hypothesis involved here is that the dynamic of perception, and of other restricted functions, are not isolated and that these several functions are so related that some characteristics of the person as the whole might be inferred from the dynamics of one of these functions" ([4], S. 3).

In den positiven Korrelationen von bestimmten Leistungsverläufen mit Persönlichkeitsmerkmalen, die wohl bei der Gruppe der hirngeschädigten Kinder zu beobachten waren, nicht aber bei der Kontrollgruppe der hirngesunden Kinder, dachte ich, solche allgemeinen Charakteristika, die mit einem „Strukturwandel" in Beziehung zu setzen sind, aufgezeigt zu haben, Charakteristika im Sinne von generellen „Prozeßfaktoren" oder im Sinne der „Radix" nach Wertheimer.

Die Publikation hat Beifall gefunden, auch Kritik, und sicher ist es so, daß heute, nach 10 Jahren, eine derartige Untersuchung anders und besser zu planen wäre. Immerhin haben sich die wichtigsten Ergebnisse bis heute meines Erachtens durchaus als effizient erwiesen. Die kritischen Einwände möchte ich in vier Fragen zusammenfassen, die in die genannte zweite Auflage und insbesondere in die Planung unseres Gemeinschaftsprojektes eingegangen sind.

1. Ist das gestalttheoretische Konzept ein noch hinreichend nützlicher und effektiver Ausgangspunkt?

In der allgemeinen Psychologie wird Gestaltspsychologie langsam zu einem Stück Geschichte, recht bedeutsamer Geschichte; für die angewandte Psychologie hingegen wird man nur zögernd zu der gleichen Beurteilung kommen. Es ist eine Erfahrungstatsache, daß zwischen den beiden genannten Teildisziplinen hinsichtlich der wissenschaftlichen Entwicklung keine zeitliche Coincidenz zu bestehen braucht. Und so ist es unverkennbar, wenn man zu unserem Problemkreis gehörende Veröffentlichungen der letzten Jahre überschaut, z. B. an das Buch von Robinson u. Robinson [5] denkt, daß der gestaltpsychologische Ansatz nicht plötzlich aufgegeben worden ist, wenn er auch nicht mehr der einzig bedeutsame ist. Auf jeden Fall würden die positiven Befunde, die gerade durch Untersuchungen mit den speziellen visuomotorischen Verfahren erbracht worden sind, für den Ansatz sprechen, da die Verfahren weitgehend unter dem Gestaltaspekt konstruiert worden sind. Und so ist es verständlich, daß sich auch heute noch eine Reihe von Autoren bei der Interpretation der Befunde auf die Gestaltpsychologen berufen.

Aber: die Rede von „der Gestalt" oder „der Ganzheit" kann überaus leicht in ein Gerede umschlagen.

Es ist bekannt, daß gerade den Gestaltpsychologen immer wieder vorgeworfen worden ist, sie hätten die Ergebnisse aus der Wahrnehmungspsychologie (eigentlich nur aus dem Bereich der optischen Wahrnehmung) vorschnell auf andere Funktionsbereiche übertragen. Gerade die „Dehnbarkeit", die „Plastizität" der gestaltpsychologischen Termini verführte und kann dazu verführen, partielle Ergebnisse zu generell gültigen Modellen zu erheben. Es ist unbestritten, welch große Verdienste sich Conrad um die Psychopathologie erworben hat, gerade indem er eine angewandte

Gestaltpsychologie betrieb. Allerdings verliefen die Uminterpretationen der bis dahin bekannten Ergebnisse häufig systematisch weniger der Sache nach, als vielmehr nach den Literaturverzeichnissen der Gestaltpsychologen. Dieser Eindruck kann zumindest entstehen. Nun wird der Wert einer Theorie sicherlich primär nach ihrer Nützlichkeit zu beurteilen sein. An die „Grenze des Unfugs" allerdings stößt man dann vor, wenn man z. B. Begriffe wie Struktur (nach F. Krueger), Gestalt (nach Köhler et al.), Grundgestalt und Verlaufsgestalt (nach R. Heiss), ja sogar die „Besonderen Phänomene" im Rorschach-Test (nach Bohm) „in einen Topf wirft", was auch dadurch nicht günstiger erscheint, wenn es sich um eine reine Rorschach-Testuntersuchung handelt; in dieser Arbeit von Chr. Wunderlich [6] ist es dann auch nicht verwunderlich zu sehen, vielmehr symptomatisch zu werten, wenn z. B. die Arbeit über „Perception and Rorschach" (J. project. Techn., 1957) Max Wertheimer zugeschrieben wird — und nicht Michael Wertheimer. Man kann sich des Eindrucks oft nicht erwehren, als würde die Originalliteratur gar nicht mehr gelesen, sondern als würde sich überwiegend auf Sekundär-, wenn nicht sogar Tertiärliteratur verlassen.

Goldsteins Untersuchungen über Sprachstörungen (ab 1906) waren ein Stück Pionierarbeit; sein Bemühen, im Laufe der Zeit Basiskonzepte zu entwickeln, lag gerade innerhalb der gestalttheoretischen Tradition nahe und entsprach Goldsteins wissenschaftstheoretischer Grundhaltung. Seine Leitsätze werden oft zitiert und bemüht, so seine Überzeugung, „that the basic motive of organismic life is the *trend of the organism to actualize itself*, its ‚nature', its capacities, *as well as possible*" ([7], S. 197). Goldstein formulierte Regeln für diesen Prozeß der Selbstaktualisierung, Regeln, denen auch der kranke Organismus folgt. Dabei ist pathologisches Verhalten — wieder ein allgemeiner Grundsatz — „behavior of functions of parts of the organism isolated from the whole" ([8], S. 224ff.). Am bekanntesten ist sein Postulat von der schlechthin grundlegenden Bedeutung der „Figur-Grundrelation, relevant für alle psychischen Funktionen wie auch — im Sinne des Isomorphismus — für physiologische Prozesse. „*All damage in the nervous system*, especially in the brain cortex, *disturbs this normal relation*" (zitiert nach Nr. 9 der Literaturliste, S. 5).

Mit derartig weitreichenden und globalen theoretischen Konzepten lassen sich fast alle Verhaltens- oder Erlebnisweisen „verstehen", mögen sie auch noch so verschiedenartig sein. Aber was gewinnen wir heute noch effektiv damit, alle Verhaltensstörungen, gleich welcher Genese, als Störungen der Figur-Grundrelation anzusehen? Lempp [10] zitiert in seiner interessanten Arbeit als Beleg dafür auch meine früheren Untersuchungen; es stimmt, daß ich der Figur-Grundrelation großes Gewicht beigemessen habe, aber nicht bei abschließenden theoretischen Erwägungen, sondern bei der *Auswahl der Tests*. Und dabei fiel wie selbstverständlich meine Wahl auch auf den Test von Werner u. Strauss. Dieser Test trennt ausgezeichnet zwischen den Gruppen, aber was er nun wirklich mißt, wie die differentielle Validität dieses Tests endgültig zu bestimmen ist, das ist noch so gut wie offen. Und offen ist auch, ob eine solche mögliche Bestimmung überhaupt hinreichend mit gestaltpsychologischen Termini deklariert werden kann.

Diese kritischen Anmerkungen, die ohne Frage zu einem Teil auch mich selbst betreffen, haben uns bei dem Gießen-Marburger Forschungsprojekt natürlich nicht veranlaßt, keine Verfahren mehr zu wählen, deren Konstruktion im Sinne der Gestaltpsychologie erfolgte. Wir haben allerdings versucht, durch eine größere Fächerung der Testarten und -typen von vornherein über eine größere Anzahl von Freiheitsgraden dann zu verfügen, wenn es um Datenbewertungen und Hypothesenbildungen geht. Bisherige Ergebnisse zeigen, daß wir dabei auf dem richtigen Weg sind.

2. Ist es überhaupt berechtigt, von dem hirngeschädigten Kind zu sprechen?

Eine solche kritische Frage stellte H. Stutte [11], indem er folgendermaßen argumentiert: Durch eine Zusammenfassung hirnorganischer Zustände unterschiedlichster Genese verzichtet man von vornherein auf jede Chance, *„für die Folgezustände einzelner Krankheiten evtl. doch spezifische psychische Elementarstörungen* erfassen zu können. Das ist eigentlich bedauerlich, denn dem Kliniker werden doch gelegentlich Besonderheiten der psychopathologischen Bilder bei manchen Hirnschädigungen evident" ([11], S. 1069).

Auch der klinische Psychologe wird und muß sich diesen Bemerkungen voll anschließen; er wird aber nicht darum herumkommen, nach dem Weg zu fragen, diese Besonderheiten psychologisch auch in den Griff zu bekommen.

Methodisch ist es zu rechtfertigen, von *dem* hirngeschädigten Kind (und damit von Gruppen unterschiedlicher Genese) auszugehen und dieses *dem* hirngesunden Kind gegenüberzustellen, um anschließend die Frage nach Vorliegen und nach Art der kritischen und „typischen" Grunddimensionen zu stellen; dabei werden Skalen zu erstellen sein, die überhaupt erst einmal zwischen „hirngeschädigt" und „hirngesund" trennen.

Universelle Eigenschaftsbegriffe werden in differentielle verwandelt; die Eigenart des hirngeschädigten Kindes wird verstanden in der Abhebung vom oder auf dem Hintergrund des hirngesunden. Damit wäre ein erster Schritt getan; es gilt weiter — in der Weise einer „sequentiellen Strategie" —, von dieser noch global charakterisierten Eigenart ausgehend, zu weiteren Differenzierungen zu kommen, sich innerhalb und auch wieder zwischen den Gruppen bewegend. Die differentiellen Charakterisierungen müßten immer differentieller gestaltet werden — bis der Extrempol einer individuellen Charakterisierung erreicht ist, was natürlich nur approximativ geschehen kann. Eine solche „Kulissenhaftigkeit" gruppenspezifischer Charakteristika kann uns dann eher zu den psychologischen Variablen führen, die mit neurologischen oder organischen, somatischen Variablen korrelieren. Diese Möglichkeit der Bildung neuropsychologischer Theorien ist nicht zuletzt das Ziel des genannten Gemeinschaftsprojekts.

Dieser „typenanalytische Prozeß", eine derart verstandene Typenanalyse [12] hat auch die Möglichkeit, von vornherein mit zu bedenken, daß differentielle Charakterisierungen nicht immer generelle Gültigkeit für bestimmte Untergruppen besitzen, sondern unter Umständen, vielleicht sogar zum überwiegenden Teil, eine recht spezielle. Dies kann z. B. für die Bedeutung der Figur-Grundtestbefunde von Wichtigkeit sein.

Wir streben also Differenzierungen des „organischen Faktors" an, sind uns dabei auch bewußt, daß dafür nicht nur die bekannten klinischen Untergruppen und Komponenten relevant zu sein brauchen, sondern ebenso rein psychologisch erstellte Klassen.

3. Kann man gültige differenzierte Charakterisierungen bekommen, wenn man allein von der Unterscheidung: hirngeschädigtes Kind versus hirngesundes Kind ausgeht?

Diese Frage zielt insbesondere auf die Notwendigkeit, gerade im Kindesalter „neurotische" oder psychogene Variablen hinsichtlich ihrer möglichen Kovarianz mit „organischen" zu überprüfen. Ich verweise nur auf die „sekundären Symptome" von Bradley [13], auch auf die Daten von Lempp und darauf, daß Literatur zu einer Reihe von Untersuchungen vorliegt, die die Brauchbarkeit von visuomotorischen Testskalen (wie z. B. den Bender-Gestalttest) auch für eine Diagnostik der psychogenen Verhaltensstörungen betonen. Solche Ergebnisse sind von der Tatsache her verständlich, daß kindliche Verhaltensstrukturen nun einmal komplexer und flexibler sind als die von Erwachsenen. Und selbst innerhalb dieses Probandenkreises läßt sich zeigen, daß Dimensionen wie „Rigidität (vs. Flexibilität)" und „Tempolabilität (vs. Stabilität)" einen „kritischen Quadranten" bilden können, innerhalb dessen Einwirkungen psychogener Komponenten auf die Leistungsstruktur feststellbar sind [14]. Hier scharf zu trennen und „hirnorganische Faktoren" auch von „psychogenen Faktoren" sauber abzuheben, wird nicht leicht sein. Unsere Untersuchungen werden dabei hoffentlich Erfolg haben.

4. Kann man innerhalb des klinischen Bereichs überhaupt die psychometrischen Standards erreichen, um auf diesem (bisher skizzierten) Weg verläßlich genug zu arbeiten?

Es steht außer Frage, daß es immer einen „klinischen Fehlerbereich" gibt und daß in diesem Rahmen die Exaktheit eines — sagen wir — wahrnehmungspsychologischen Laboratoriumsexperiments bei ausgesucht „normalen" Probandengruppen oder von Rattenversuchen nicht erreicht werden kann. Die Untersuchungen sind abhängig von der nun einmal nicht manipulierbaren Größe der (besonderen psychopathologischen oder pathologischen) „Stichproben"; kindliche Patienten bringen zudem von vornherein nicht die Versuchseinstellung, die nötig wäre, um strikt homogene Versuchsbedingungen zu erreichen.

Dennoch gibt es heute — denken wir z. B. an die Arbeiten von R. B. Cattell [15] — Möglichkeiten quantitativer Datenverarbeitung, die beiden Forderungen nach klinischer Relevanz und metrischer Genauigkeit einigermaßen gerecht werden können, mehr als es vor 10 Jahren der Fall war. Über Testtheorie und -konstruktion, über Skalierung, über Diskriminanzanalyse und verschiedene Techniken der Faktorenanalyse oder über das Verfahren des „Q-sorting", um nur die wichtigsten Möglichkeiten zu nennen, und ihre Anwendung in speziellen Fällen wissen wir heute mehr. Daß eine Datenverarbeitung nach diesen statistischen Techniken bestimmte Größenordnungen der untersuchten Stichprobe voraussetzt, sollte bekannt sein, auch die damit verbundene Tatsache, daß die Erhebungen beträchtlich mehr Zeit und Kosten verursachen als kasuistische Darstellungen.

Im Rahmen des Gemeinschaftsprojekts wurden bisher immerhin über 300 Kinder ausführlich kinderpsychiatrisch, -neurologisch und psychologisch untersucht, wobei in fast allen Fällen mehrstündige Interviews mit den Müttern dieser Kinder hinzukamen.

Abschließend möchte ich nur noch zweierlei bemerken. Wir waren überrascht, wie wenig die „klinischen" Kinder über die Stunden der Untersuchung hinweg ermüdeten oder wie gering die „psychische Sättigung" erschien; diese Feststellung kann naturgemäß nicht voll für die Mitarbeiter, die fast tagtäglich untersuchten, gelten. Aber nur ihre ständige und gleichbleibend intensive Einstellung zum Versuch konnte einen Erfolg garantieren; sie hatten diese anerkennenswerte Einstellung, diese „Geduld". Und es wäre zu wünschen, daß diese „Geduld" auch seitens der Deutschen Forschungsgemeinschaft (der wir die Möglichkeit dieser breit angelegten Untersuchung verdanken) vorhanden ist — bis das Projekt guten Gewissens als abgeschlossen angesehen werden kann.

Literatur

1. Wewetzer, K.-H.: Das hirngeschädigte Kind. Psychologie und Diagnostik. Stuttgart-Thieme 1959.
2. Strauss, A. A., Lethinen, L. E.: Psychopathology and education of the brain-injured child. New York: Grune and Stratton 1950.
3. Conrad, K.: Die Gestaltanalyse in der Psychiatrie. Stud. gen. 5, 503 (1952).
4. Thurstone, L. L.: A factorial study of perception. Psychometric Monogr., Bd. 4, Chicago 1944.
5. Robinson, H. B., Robinson, N. M.: The mentally retarded child. New York: McGraw-Hill 1965.
6. Wunderlich, Chr.: Die Psychodiagnostik des organisch hirngeschädigten Kindes. Stuttgart: Enke 1963.
7. Goldstein, K.: The organism. A holistic approach to biology. New York: Am. Book Co. 1939.
8. — Human nature in the light of psychopathology. Cambridge: Harv. Univ. Press 1940.
9. — Language and language disturbance, 3. Aufl. New York: Grune and Stratton 1960.
10. Lempp, R.: Frühkindliche Hirnschädigung und Neurose. Bern: Huber 1964.
11. Stutte, H.: Kinderpsychiatrie und Jugendpsychiatrie. In: Psychiatrie der Gegenwart, Bd. II. Berlin-Göttingen-Heidelberg: Springer 1960.
12. Wewetzer, K.-H.: Die Faktorenstruktur der Intelligenz in ihrer Abhängigkeit von der Begabungsart. Ein Beitrag zur Typenanalyse. In: Groffmann, K. J., Wewetzer, K.-H. (Hrsg.): Person als Prozeß. Bern: Huber 1968.
13. Bradley, Ch.: Organic factors in the psychopathology of childhood. In: Hoch, P. H., Zubin, J. (Eds.): Psychopathology of childhood. New York: Grune and Stratton 1955.
14. Wewetzer, K.-H.: Zum Problem der Systematik der psychogenen Störungen aus persönlichkeitstheoretischer Sicht. In: Förster, E., Wewetzer, K.-H. (Hrsg.): Systematik der psychogenen Störungen. Bern: Huber 1968.
15. Cattell, R. B., Scheier, I.: The meaning and measurement of neuroticism and anxiety. New York: Ronald Press 1961.

Ergebnisse von Verhaltenseinstufungen bei verschiedenen Gruppen hirngeschädigter Kinder

W. Scholtz, Marburg

Mit 2 Abbildungen

Zu den vielfältigen psychologischen und ärztlichen Untersuchungsmethoden, die im Rahmen des Marburg-Gießener Forschungsprojektes bei hirngeschädigten Kindern und deren Kontrollgruppen Anwendung fanden, gehörten auch *Verhaltens-einstufungen*. Die Ergebnisse dieser Einstufungen, die jeder psychologische Untersucher am Ende der individuellen Untersuchung eines jeden Kindes vornahm, sollen hier dargestellt werden.

Mit unseren Verhaltenseinstufungen haben wir versucht, einen möglichst breiten Bereich von solchen Verhaltensweisen in vergleichbarer Weise zu erfassen, die für hirngeschädigte Kinder kennzeichnend sein können, die sich jedoch der testmäßigen Erfassung weitgehend entziehen. Da zudem die Beschreibung und Differenzierung der verschiedenen Typen hirngeschädigter Kinder von psychiatrischer Seite vorwiegend mit Begriffen des Verhaltens und der Persönlichkeit geschieht, erschien es uns gerade für den Vergleich unserer Untersuchungsergebnisse mit den bereits vorliegenden Forschungsergebnissen und Hypothesen aus dem psychiatrischen Bereich wichtig, auf die systematische Erfassung dieser Verhaltensbereiche nicht zu verzichten.

Psychologische Untersuchungen zu Persönlichkeit und Verhalten hirngeschädigter Kinder sind auffallend selten. Methodische Schwierigkeiten bei der Anwendung der bekannten projektiven Persönlichkeitstests mögen eine der Ursachen dafür sein. Diese Verfahren sind — zumindest für einen Teil dieser Kinder — tatsächlich auch ungeeignet. Die Testbefunde sind zwar oft auffällig, aber gerade dann meist unergiebig, weil sie lediglich anzeigen, daß der Proband wegen seiner hirnorganisch bedingten Leistungsbeeinträchtigung der Aufgabe nicht gewachsen war. Darüber hinaus sind die meisten Persönlichkeitstests für eine Auswertung von Gruppenbefunden nicht gut geeignet, da die Kombination der Einzelzeichen, die erst das Persönlichkeitsbild ergibt, nur im individuellen Test sinnvoll ist.

Von der Möglichkeit, durch Einstufungen von Probanden nach Verhaltensskalen direktes und vergleichbares Beobachtungsmaterial zu gewinnen, wurde im Rahmen der Erwachsenenpsychiatrie und der klinischen Psychologie schon früh Gebrauch gemacht. Am bekanntesten sind wohl die *Psychiatric Rating Scales* von Wittenborn (1955) geworden.

Entsprechende Skalen für Kinder wurden erst in neuerer Zeit veröffentlicht. Sie wurden für verschiedene Beobachtergruppen konstruiert, im wesentlichen jedoch für das Klinikpersonal sowie für Lehrer und Eltern der Kinder. Die „Psychiatric Rating Scales" ermöglichen zunächst einmal die bloße Erfassung von Verhaltensdaten, sodann aber auch die Registrierung von Verhaltensänderungen — etwa durch medikamentöse Beeinflussung oder im Verlaufe von Krankheiten.

Darüber hinaus wird in einigen Untersuchungen versucht, auf Grund statistischer Analysen der eingestuften Beobachtungen zu neuen Syndromen und neuen Einteilungskriterien im Bereich der Psychopathologie zu gelangen, also eine Nosologie vom Verhalten her zu entwickeln. Dies trifft z. B. für das umfassende Behavioral-Classification-Project von Dreger et al. zu.

Während Beobachtungsskalen wie die von Dreger et al. (1962/64) oder die *Devereux Child Behavior Rating Scales* von Spivack u. Levine (1964), die Rating Scales von Pritchard (1963) und von Sherwin et al. (1965) auffälliges Verhalten bei Kindern überhaupt erfassen und klassifizieren, zielen andere Skalen, wie z. B. jene von Ryle et al. (1965) und von Wright et al. (1963), auf einige wenige Diagnosengruppen ab.

Verhaltenseinstufungen speziell bei hirngeschädigten Kindern sind unseres Wissens bisher nur selten vorgenommen worden: Strauss u. Kephart (1940) ließen Lehrer ihre (exogen- und endogen-)schwachsinnigen Schüler einstufen. Semmel (1960) verglich die Lehrereinstufungen für je 59 schwachsinnige hirngeschädigte Kinder und Jugendliche und 59 Mongoloide; Graham et al. (1963) ließen Eltern und Untersucher hirngeschädigte Vorschulkinder nach verschiedenen Verhaltensskalen gruppieren.

Der von uns angewandte *Einstufungsbogen* war folgendermaßen aufgebaut:

Zunächst wurden 94 Verhaltensweisen zusammengestellt, die z. T. in der einschlägigen Literatur als typisch für hirngeschädigte Kinder beschrieben, z. T. den bereits vorhandenen Einstufungsbögen entnommen wurden und z. T. aus der eigenen Erfahrung mit der Untersuchung hirngeschädigter Kinder stammten. Jede dieser Verhaltensweisen konnte auf einer fünfstufigen Skala nach Intensität bzw. Häufigkeit ihres Auftretens eingestuft werden. Es wurde Wert darauf gelegt, daß die einzelnen Items möglichst eindeutig formuliert waren und möglichst konkret das beobachtbare Verhalten während der Testuntersuchung erfaßten. Aussagen über konstitutionelle Verhaltensweisen oder Charakterzüge der Probanden wurden absichtlich nicht in die Verhaltenseinstufungen mit aufgenommen. Die Anordnung der Items geschah nach lockeren Zusammenhängen.

Die Skala enthielt Beobachtungen aus folgenden Beurteilungbereichen, die wir für die statistische Analyse zu Syndromen zusammenfaßten:

I. Physische, motorische und feinmotorische — darunter auch sprachmotorische — Auffälligkeiten;

II. Gesteigerter Antrieb und Umtriebigkeit;

III. Eigensinn — Ichbezogenheit — mangelnde Frustrationstoleranz, die sich gemeinsam als Schwerlenkbarkeit auswirken;

IV. Selbstunsicherheit und Ängstlichkeit;

V. Distanzlosigkeit — Taktlosigkeit — Selbstbezogenheit;

VI. Affektive Erregbarkeit;

VII. Mangelnde affektive Ansprechbarkeit und mangelnde Stimulierbarkeit;

VIII. Konzentrations- und Orientierungsstörungen;

IX. Störungen der Denkabläufe.

Diese Einstufungsskala für hirngeschädigte Kinder betrachten wir nicht als ausgereiftes psychologisches Verfahren, sie wurde vielmehr als eines unter vielen diagnostischen Verfahren bei unserer Untersuchung angewandt und zunächst nur für den eigenen Gebrauch zusammengestellt. Auf den methodischen Aufwand, der heute für die Konstruktion von psychologischen Testverfahren zu Recht gefordert wird, mußten wir verzichten. Es ist auch abzuwarten, ob sich die Methode — evtl. nach entsprechender Modifizierung — in der Hand anderer Untersucher bewähren wird.

Abzuwarten bleibt auch, zu welchen Ergebnissen Verhaltenseinstufungen bei hirngeschädigten Kindern im Blindversuch führen werden.

Abgesehen von solchen untersuchten Kontrollprobanden, die sich erst nachträglich als hirngeschädigt erwiesen, waren den Einstufern die Diagnosen mehr oder weniger genau bekannt. Das ließ sich aus organisatorischen Gründen nicht vermeiden. Daß sich auf diese Weise ein individuelles Stereotyp des „hirnorganischen Verhaltens" bei Kindern unbemerkt auf die Einstufungen ausgewirkt haben kann, ist theoretisch denkbar. Die Gruppenunterschiede, die ja nicht vorauszusehen waren und sich auf solche Weise daher nicht erklären lassen, berechtigen jedoch zu der Annahme, daß dieser unbemerkte Einfluß nicht groß gewesen sein kann.

Zusammensetzung der Probandengruppen

Unsere Gruppe von *174 hirngeschädigten Kindern* setzt sich aus Patienten der Marburger Univ.-Klinik für Kinder und Jugendpsychiatrie zusammen, die dort in den letzten Jahren (vorwiegend ambulant) behandelt worden sind. Es wurden solche

Tabelle 1. *Zusammensetzung der drei Hauptgruppen nach LA, IQ[a], Geschlecht und Status[b]*

	IQ	Status	Alter (Monate)	Geschlecht	
				w	m
1. Hirngeschädigte Kinder	88,20	4,60	116,95	55	119
2. Hirngesunde Kinder	101,53	4,83	117,15	57	51
3. Neurotische Kontrollgruppe	103,00	4,27	124,04	12	10

[a] Der IQ stellt einen Annäherungswert dar; er wurde aus den folgenden Untertests errechnet: HAWIK: Rechnerisches Denken, Zahlennachsprechen und Wortschatztest; Snijders Oomen: Gedächtnis für Karten und Kombination (Bilderreihen a und b).
[b] Der sozioökonomische Status wurde in Anlehnung an Moore u. Kleining (1960) bestimmt auf Grund von schulischer und beruflicher Ausbildung beider Eltern.

Patienten ausgelesen, die ein Lebensalter von 7; 0 bis 12; 6 Jahren hatten, bei denen die Diagnose einer Hirnschädigung (nach Anamnese, neurologisch-psychiatrischer Untersuchung, EEG-Befund und z. T. auch Röntgen- und Laborbefunden) genügend gesichert war und von denen auf Grund der vorhandenen Krankengeschichten anzunehmen war, daß bei ihnen die testpsychologische Untersuchung durchzuführen sein würde. (Als grobe Richtlinie wurde ein Intelligenzalter von 5 Jahren als untere Grenze angenommen).

Die *psychogen verhaltensgestörten Patienten,* die wir im folgenden einfachheitshalber als „neurotisch" bezeichnen wollen, stammen vorwiegend aus dem Probandengut der Marburger Erziehungsberatungsstelle, die der Jugendpsychiatrischen Klinik angeschlossen ist. Die Diagnose dieser Kinder gründete sich auf Anamnese und neurologisch-psychiatrische und psychologische Untersuchung bei der meist 1 bis 2 Jahre zurückliegenden Vorstellung. Es bestanden bei all diesen Kindern neurotische Symptome und hinreichende Gründe zur Annahme einer Psychogenese der Verhaltensstörungen. Probanden, die zugleich sicher oder fraglich hirngeschädigt waren, wurden in diese Gruppe nicht mitaufgenommen.

Die *Kontrollgruppe der hirngesunden, nicht verhaltensgestörten Kinder* entstammte der Marburger Sonderschule und Volksschulen aus dem Stadtgebiet sowie einer Volksschule aus dem Landkreis Marburg[1]. Da nur ein Teil der dazu aufgeforderten Eltern sich mit ihren Kindern für die Untersuchung zur Verfügung stellte, ist diese Kontrollgruppe — abgesehen von der Landschulgruppe — nicht auslesefrei.

Unterteilung der Gesamtgruppe der hirngeschädigten Patienten

Die Gesamtgruppe der hirngeschädigten Patienten wurde auf Grund der soweit wie möglich spezifizierten Diagnose durch die untersuchenden Ärzte nach Lokalisation, Zeitpunkt und Ätiologie der Schädigung sowie nach dem Schweregrad des derzeitigen neurologisch-psychiatrischen Bildes unterteilt.

Für die vorliegende Untersuchung mußte auf einen Teil dieser Untergruppen verzichtet werden, da in ihnen die Besetzungshäufigkeiten zu gering waren. Das ging z. T. darauf zurück, daß viele Patienten unter den einzelnen Einteilungsgesichtspunkten gleichzeitig in mehrere Untergruppen fielen (z. B. unter dem Aspekt des Schädigungszeitpunktes gleichzeitig in die Untergruppen pränatal und postnatal einzuordnen waren). Solche mehrfach einzuordnenden Fälle wurden eliminiert. Den nach dem Schweregrad der Schädigung gebildeten Gruppen wird in diesem Zusammenhang nicht weiter nachgegangen. Es konnten auf diese Weise unter den genannten Einteilungsgesichtspunkten folgende *Untergruppen* gebildet werden:

Nach der *Lokalisation :* cortical/diffus Hirngeschädigte,

nach dem Schädigungs*zeitpunkt :* prä- und perinatal/postnatal Geschädigte,

nach der Schädigungs*ursache :* entzündlich/traumatisch/hypoxisch Geschädigte.

Zu jeder dieser klinischen Untergruppen wurde eine *Kontrollgruppe* aus gesunden Kindern zusammengestellt, die nach Lebensalter, sozialem Status der Eltern und nach Geschlecht die gleiche Verteilung aufwies. Auf eine Parallelisierung nach der Intelligenz wurde zunächst bewußt verzichtet, da wir die intellektuelle Leistungsfähigkeit hier nicht als Außenkriterium sondern als Teil des Verhaltens selbst betrachten wollen. Der Vergleich der klinischen Untergruppen miteinander hätte wegen der notwendigen Parallelisierung zu sehr kleinen Gruppen geführt; es wurde deshalb davon abgesehen. Die klinischen Untergruppen sind nur innerhalb der vier großen Einteilungsaspekte (Lokalisation, Zeitpunkt, Ursache und Schweregrad) unabhängig voneinander. Überschneidungen von Untergruppen überhaupt zu vermeiden, war wegen der begrenzten Anzahl der untersuchten Kinder nicht möglich. In entsprechender Weise überschnitten sich auch die gesunden Kontrollgruppen. Diese Überschneidungen werden bei der Interpretation der Ergebnisse zu berücksichtigen sein.

Vergleich der Ergebnisse in den Gesamtgruppen

Der statistische Vergleich der drei Gesamtgruppen (Hirngeschädigte, Hirngesunde, Neurotiker) wurde sowohl in bezug auf die Häufigkeiten der Einzelitems durchgeführt als auch für die Scores, die wir für die eingangs genannten Syndrome der Verhaltenseinstufungen errechneten. Bei den klinischen Untergruppen wurde nur noch mit diesen Syndromen gearbeitet. Der Vergleich der Gruppen geschah jeweils mit Hilfe des U-Tests von Mann-Whitney. Dem Vergleich wurde immer die Summe der Einstufungen beider Beurteiler zugrunde gelegt. Die Übereinstimmung

---

[1] An dieser Stelle sei den Rektoren der genannten Schulen sowie den betroffenen Lehrkräften für Ihr Interesse und Entgegenkommen gedankt. Unser besonderer Dank gilt auch den Müttern der untersuchten Kinder für ihre Mitarbeit.

der Einstufer wurden ebenfalls mit dem U-Test geprüft. Es ergaben sich in keinem der neun Syndrome signifikante Unterschiede zwischen den Einstufern.

Der Vergleich der Einstufungen für die Gesamtgruppe der Hirngeschädigten und für die Gesamtgruppe der Hirngesunden ergibt folgendes Verhaltensprofil:

Wie aus Abb. 1 ersichtlich ist, sind die Differenzen zwischen den beiden Hauptgruppen in allen neun Syndromen signifikant. Man kann daher annehmen, daß jedes Syndrom tatsächlich einen Verhaltensbereich erfaßt, in dem hirngeschädigte Kinder häufiger und/oder in stärkerem Grade auffällig sind als durchschnittlich begabte hirngesunde Kinder.

Zur Kennzeichnung der hirngeschädigten Kinder mag dieser Vergleich genügen, jedoch nicht zur Abgrenzung gegen Verhaltensauffälligkeiten bei anderen psycho-

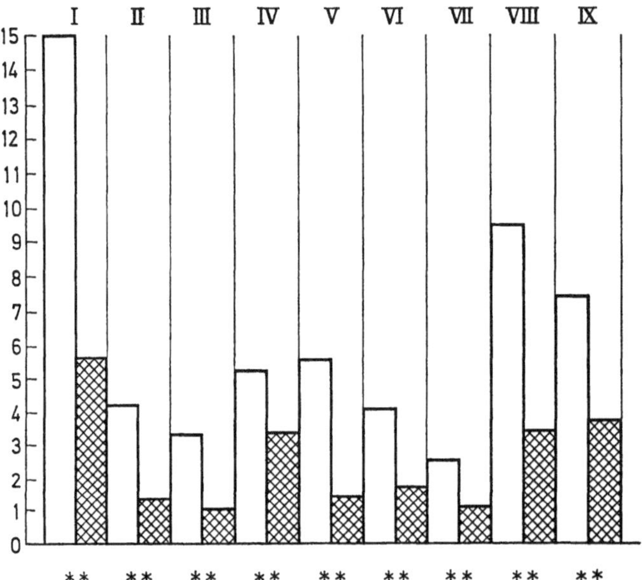

** sehr signifikant

Abb. 1. Vergleich der Gesamtgruppen der hirngeschädigten und der hirngesunden Kinder

pathologischen Gruppen. Für die klinische Praxis erscheint vor allem eine Abgrenzung gegen Verhaltensauffälligkeiten bei neurotischen sowie bei endogen schwachsinnigen und minderbegabten Kindern wichtig.

Wir verglichen zu diesem Zweck zunächst unsere Stichprobe von neurotischen, nicht hirngeschädigten Kindern (n = 22) mit einer unausgelesenen, lediglich nach Lebensalter, sozioökonomischem Status des Elternhauses und Geschlecht parallelisierten Stichprobe unserer hirngeschädigten Patienten sowie diese beiden Gruppen mit einer in gleicher Weise parallelisierten Gruppe gesunder Kinder. Die Ergebnisse des statistischen Vergleichs zeigt Abb. 2.

Aus Abb. 2 geht hervor, daß die beim Vergleich der hirngeschädigten und der hirngesunden Kinder gefundenen Differenzen (s. Abb. 1) z. T. nicht hirnschadenspezifisch sind. Im gleichen Sinne wie die hirngeschädigten Kinder unterscheiden sich auch die neurotischen von der normalen Kontrollgruppe in Syndrom VI (affektive Erregbarkeit), VII (mangelnde emotionale Ansprechbarkeit) und VIII (Konzentrations- und Orientierungsstörungen), in letzterem allerdings in weit geringerem Grade. Darüber hinaus lassen sich auch in den Syndromen III (Schwerlenkbarkeit) und IV (Selbstunsicherheit, Ängstlichkeit) keine signifikanten Differenzen zwischen hirngeschädigten und neurotischen Kindern feststellen. Auch diese Syndrome beschreiben offenbar kein spezifisch hirnorganisches Verhalten.

Nach diesem Vergleich bleiben als *wahrscheinlich hirnschadenspezifisch* zunächst die folgenden Syndrome bestehen:

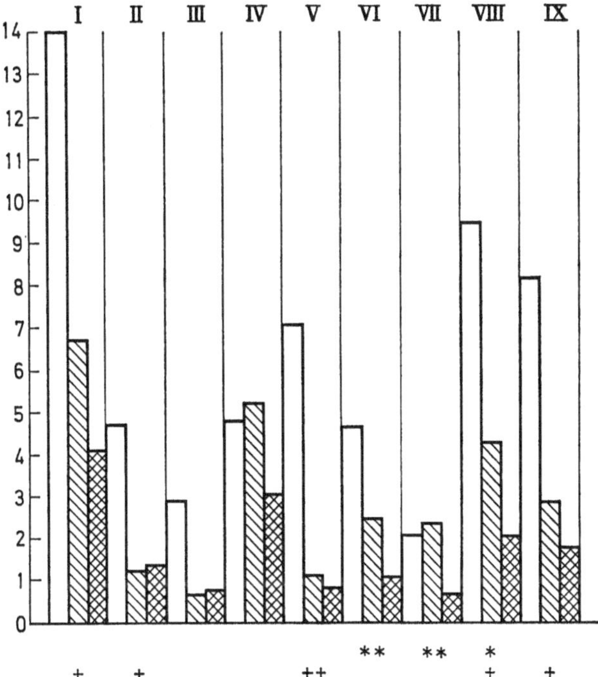

* Neurotiker/Hirngesunde, signifikant; ** Neurotiker/Hirngesunde, sehr signifikant
+ Neurotiker/Hirngeschädigte, signifikant; + + Neurotiker/Hirngeschädigte, sehr signifikant

Abb. 2. Vergleich der neurotischen Kinder mit parallelisierten Stichproben von hirngeschädigten und hirngesunden Kindern

I (gestörte Motorik), II („Erethie"), V (Distanzlosigkeit), IX (gestörte Denkabläufe) und in gewissem Sinne auch VIII (Konzentrationsstörungen).

Um einen Hinweis für die *Abgrenzung der Verhaltensauffälligkeiten unserer hirngeschädigten Patienten gegen solche bei endogenem Schwachsinn und Minderbegabung* zu gewinnen, verglichen wir alle gesunden Kontrollkinder mit einem IQ von 85 und darunter (n = 21) mit einer nach Lebensalter und IQ parallelisierten Gruppe hirngeschädigter Kinder. (Eine Parallelisierung nach dem sozioökonomischen Status war nicht möglich, da die intellektuell minderbegabten hirngesunden Kinder vorwiegend aus sehr ungünstigem Milieu stammten.)

Zwischen diesen beiden Gruppen ergab sich ein signifikanter Unterschied nur noch im Syndrom VIII (Konzentrationsstörungen). In allen anderen Syndromen waren die Mittelwertsunterschiede zwischen den beiden Gruppen zwar insgesamt etwa gleich groß wie diejenigen zwischen den Gesamtgruppen der hirngeschädigten und der hirngesunden Kinder, erreichten jedoch — vermutlich wegen der reduzierten Stichprobengröße — nicht mehr die Signifikanzgrenze. In den beiden Stichproben der hirngeschädigten und der hirngesunden Schwachbegabten lagen die Mittelwerte in den meisten Syndromen erheblich höher als in den entsprechenden Gesamtgruppen.

Diese Ergebnisse zeigen, daß sich die Spezifität der eingestuften Verhaltensauffälligkeiten im Bereich der Minderbegabung und des Schwachsinns nicht mehr nachweisen läßt. Sowohl bei hirngesunden als auch bei hirngeschädigten Kindern aus diesem Bereich scheinen die Verhaltensauffälligkeiten mit abnehmendem IQ zuzunehmen.

Der *Vergleich* der *hirngeschädigten Kinder* mit Stichproben von *neurotischen und von schwachbegabten hirngesunden Kindern* zeigt, daß die Syndrome unseres Einstufungsbogens nur bedingt hirnschadenspezifisches Verhalten erfassen. Unter dem Gesichtspunkt der Testkonstruktion werden daraus entsprechende Konsequenzen zu ziehen sein. Für die Charakterisierung und den Vergleich der klinischen Untergruppen von hirngeschädigten Kindern können wir uns weiterhin auf alle neun Syndrome stützen.

Die Ergebnisse in den klinischen Untergruppen der hirngeschädigten Kinder
Den Vergleich der klinischen Untergruppen (unterteilt nach den Aspekten der Lokalisation, des Zeitpunktes und der Ursache der Schädigung) mit dazu parallelisierten gesunden Kontrollgruppen führten wir in zwei Formen durch:

1. Unter der Fragestellung: „Wie unterscheiden sich diese Untergruppen von Patienten in ihrem Verhalten von gleich alten gesunden Kindern aus ähnlichem Milieu, und wieweit sind diese Kinder durch die Hirnschädigung von der Entwicklung eines normalen Verhaltens abgedrängt worden?" Unter dieser Fragestellung wurden die Kontrollgruppen nach Lebensalter, sozioökonomischem Status und Geschlecht parallelisiert.

2. Unter der Frage: „Wie weit unterscheiden sich diese Patienten in ihrem Verhalten von Kindern mit gleicher intellektueller Leistungsfähigkeit?" Dabei wird davon abgesehen, daß die Reduktion der Leistungsfähigkeit auf verschiedene Weise zustande gekommen ist, und es wird untersucht, ob die spezifische Art der Beeinträchtigung bei den hirngeschädigten Kindern mit spezifischen Verhaltensauffälligkeiten einhergeht. Unter diesem Gesichtspunkt wurde lediglich nach Lebensalter und IQ und nur soweit möglich auch nach sozioökonomischem Status parallelisiert.

Wir wollen auf eine eingehende Darstellung der Differenzen zwischen den einzelnen klinischen Untergruppen und ihren jeweiligen Kontrollgruppen aus Raumgründen verzichten und zunächst einen tabellarischen Überblick geben.

Tabelle 2 enthält die Durchschnittswerte, die für die neun Syndrome des Einstufungsbogens in den einzelnen Untergruppen der hirngeschädigten Kinder ermittelt wurden. Die signifikanten Unterschiede zu den jeweiligen gesunden Kontrollgruppen sind durch Kreuze bzw. Sterne (s. Legende) gekennzeichnet.

Zunächst ist ersichtlich, daß die verschiedenen Arten der Parallelisierung (ohne und mit Berücksichtigung des IQ) nicht zu wesentlich unterschiedenen Ergebnissen führen. Man kann daraus schließen, daß die eingestuften Verhaltensauffälligkeiten insgesamt doch weniger abhängig von der Intelligenz sind, als der Vergleich der intellektuell schwächsten Stichproben aus unseren Gesamtgruppen der hirngeschädig-

Tabelle. 2. *Durchschnittswerte der klinischen Untergruppen in den neun Syndromen und signifikante Unterschiede zu den jeweiligen Kontrollgruppen*

		I	II	III	IV	V	VI	VII	VIII	IX
Lokalisation	cortical n = 47 IQ = 93,7	+ 10,79 **	++ 2,66 **	+ 1,79 *	4,49	++ 5,96 **	+ 2,34 *	2,04	++ 7,17 **	+ 6,13
	diffus n = 55 IQ = 80,7	++ 16,25 **	++ 6,02 **	++ 5,36 **	+ 6,24	++ 7,36 **	++ 5,89 **	++ 2,93 *	++ 12,64 **	++ 9,47
Zeitpunkt der Schädigung	perinatal n = 48 IQ = 88,1	++ 17,32 **	++ 5,57 *	+ 5,15 *	++ 5,51	++ 6,32 **	++ 5,32	++ 2,26 **	++ 10,19 **	++ 7,72 *
	postnatal n = 56 IQ = 92,7	+ 11,81 **	+ 2,72	++ 2,28	4,56	++ 4,61 **	2,53	++ 2,74 *	++ 8,37 **	6,39
Ätiologie	entzündlich n = 11 IQ = 98,1	9,82	4,09	1,73	2,36	5,46	2,73	1,55	8,00	5,46
	traumatisch n = 26 IQ = 97,4	10,38	2,23	1,77	3,54	+ 5,15 **	1,73	1,88	7,12 **	4,96
	hypoxämisch n = 34 IQ = 79,8	++ 19,85 **	++ 5,68 *	++ 5,03 *	+ 6,12	++ 7,00 **	++ 5,47	++ 3,47 **	++ 12,26 **	++ 10,44 *

+ Signifikanter Unterschied zur Kontrollgruppe bei Parallelisierung ohne Berücksichtigung des IQ.
+ + Sehr signifikanter Unterschied zur Kontrollgruppe bei Parallelisierung ohne Berücksichtigung des IQ.
* Signifikanter Unterschied zur Kontrollgruppe bei Parallelisierung mit Berücksichtigung des IQ.
** Sehr signifikanter Unterschied zur Kontrollgruppe bei Parallelisierung mit Berücksichtigung des IQ.

ten und hirngesunden Kinder vermuten ließ. Wohl findet sich bei den verhaltens-
auffälligsten Untergruppen unserer Hirngeschädigten auch die stärkste Beeinträchtigung der intellektuellen Leistungsfähigkeit, jedoch scheint eine mäßige, nicht
hirnorganisch bedingte Beeinträchtigung der intellektuellen Leistungsfähigkeit nur
in sehr viel geringerem Maße mit Verhaltensauffälligkeiten im Sinne unserer Einstufungsskala einherzugehen.

Zu unterschiedlichen Ergebnissen führen die beiden Arten des statistischen
Vergleichs vor allem in den Syndromen IV (Ängstlichkeit und Selbstunsicherheit),
VI (affektive Erregbarkeit) und IX (Störungen der Denkabläufe). Dort sind die
Unterschiede zwischen den hirngeschädigten und den hirngesunden Kindern bei
Parallelisierung unter Berücksichtigung des IQ nicht mehr oder nur noch in einzelnen
Untergruppen signifikant. Die Spezifität der Syndrome IV und VI wurde auch schon
weiter oben in Frage gestellt und Syndrom IX zeigt erwartungsgemäß von allen
Syndromen die höchste Korrelation mit dem IQ. In diesen Verhaltenssyndromen
scheinen zumindest im Bereich der geminderten intellektuellen Leistungsfähigkeit
die Auffälligkeiten am stärksten von der allgemeinen Intelligenz abhängig zu sein.

In bezug auf die einzelnen Untergruppen soll Tabelle 2 nur folgendes entnommen
werden: Die *stärkeren Abweichungen* von der jeweiligen Kontrollgruppe zeigen unter
dem *Aspekt der Lokalisation die diffus*, im Vergleich zu den cortical *Geschädigten*, unter
dem *Aspekt des Schädigungszeitpunktes* die *perinatal* im Vergleich zu den postnatal
Geschädigten und unter dem *Aspekt der Ätiologie die hypoxisch* im Vergleich zu den
entzündlich und traumatisch *Geschädigten*. Überhaupt keine signifikanten Abweichungen von ihrer Kontrollgruppe zeigt die — allerdings sehr kleine — Gruppe
der encephalitisch geschädigten Kinder.

Die Abhängigkeit der Untergruppen voneinander macht es — zumindest vorerst
noch — unmöglich, herauszustellen, welcher Aspekt der Schädigung für die Entwicklung des Verhaltens der wichtigste ist: Bei unseren Patienten sind die meisten
diffusen Schäden auch perinatal und hypoxisch und die meisten corticalen Schäden
gleichzeitig postnatal und traumatisch.

Wieweit ergeben sich nun aus den dargestellten Vergleichen Hinweise auf spezifische *Verhaltensprofile bei verschiedenen Untergruppen hirngeschädigter Kinder*? Eine
generelle Entscheidung darüber können wir von unserem Probandenmaterial her
nicht treffen, zumal unsere klinischen Untergruppen vermutlich keine repräsentativen Stichproben und — wie bereits ausgeführt — nicht unabhängig voneinander
sind[2].

Bei der *abschließenden Bewertung unserer Ergebnisse* besteht vorerst noch Anlaß zur
Zurückhaltung. Wir wissen wohl um die signifikanten Verhaltensunterschiede
innerhalb unserer spezifischen Beobachtungssituation, wissen jedoch nicht, wieweit
wir hier verallgemeinern dürfen. Ehe wir unsere Einstufungsergebnisse mit den
Schilderungen vergleichen, die von psychiatrischer Seite von verschiedenen Formen
von kindlichen Hirnschädigungen gegeben worden sind, sollten auch die Ergebnisse
aus dem Leistungsbereich vorliegen sowie die Analyse der Aussagen, die die Mütter
unserer Probanden über das Verhalten ihrer Kinder gemacht haben.

Wir werden daher unsere ersten Ergebnisse noch nicht als Fakten darstellen, die
man mit anderen Fakten vergleichen kann. Vorerst können wir noch nichts über das

---

[2] Wir haben allerdings den Eindruck, daß die Verhaltensunterschiede zwischen unseren
Untergruppen hirngeschädigter Kinder mehr quantitativer als qualitativer Art sind.

manifeste Verhalten und über die außerhalb unserer Einstufungen liegenden Verhaltensbereiche aussagen.

Als *vorläufiges Ergebnis* läßt sich aber jetzt schon festhalten, daß es tatsächlich Verhaltensaspekte gibt, unter denen bestimmte Untergruppen hirngeschädigter Kinder deutlich unterscheidbare Bilder zeigen und daß die klinischen Kriterien, die man üblicherweise für die Bildung solcher Untergruppen heranzieht, sich in unserer Untersuchung bewährt haben. Das schließt allerdings nicht aus, daß es daneben noch andere Kriterien gibt, evtl. auch solche pädagogischer oder soziologischer Art, die vielleicht ebenso scharf trennen.

Die Methode der standardisierten Verhaltenseinstufungen in der hier dargestellten Art ist sicherlich für die Anwendung in der klinischen Praxis — etwa für die Zuordnung des Einzelfalles zu Krankheitseinheiten — nicht oder noch nicht geeignet. Sie erscheint uns jedoch dort als nützliche Ergänzung der verschiedenartigen Prüf- und Beurteilungsverfahren psychologischer und psychiatrischer Art, wo es um die Abklärung von psychopathologischen Verhaltenssyndromen geht.

Literatur

Birch, H. G.: The problems of "brain damage" in children. In: Birch, H. G. (Ed.): Brain damage in children, biological and social aspects. Baltimore 1964.

Dreger, R. M.: A progress report on a factor analytic approach to classification in child-psychiatry. In: Jenkins, R. L., Cole, J. O. (Eds.): Diagnostic classification in child psychiatry. Psychiatric Research Reports of the American Psychiatric Association 1964.

— Reid, M. P., Lewis, P. M., Overlade, D. C., Rich, Th. A., Taffel, Ch., Miller, K. S., Flemming, E. L.: Behavioral classification project. J. cons. Psychol. **28**, 1—13 (1964).

Ernhart, C. B., Graham, F. K., Eichman, P. L., Marshall, J. M., Thurston, D.: Brain-injury in the preschool child; some developmental considerations. II. Comparison of brain-injured and normal children. Psychol. Monogr., General and Applied **77**, Nr. 574 (1963).

Graham, F. K., Ernhart, C. B., Craft, M., Berman, Ph. W.: Brain-injury in the preschool child: some developmental considerations: I. Performance of normal children. Psychol. Monogr., General and Applied **77**, Nr. 573 (1963).

Moore, H., Kleining, G.: Das soziale Selbstbild der Gesellschaftsschichten in Deutschland. Kölner Z. Soziologie Sozialpsychologie **12**, 86—119 (1960).

Pritchard, M.: Observation of children in a psychiatric in patients unit: Design of a behavioral rating scale for nursing staff. Brit. J. Psychiat. **109**, 572—578 (1963).

Ryle, A., Pond, D. A., Hamilton, M.: The prevalence and patterns of psychological disturbances in children of primary age. J. Child Psychol. **6**, 101—113 (1965).

Semmel, M. I.: Comparison of teacher ratings of brain-injured and mongoloid severely retarded (trainable) children attending community day-school classes. Amer. J. ment. Defic. **64**, 3—6, 963—971 (1959/60).

Sherwin, A. C., Schoelly, M.-L., Klein, B. L., Schwartz, M. S., Khan, M. G.: Determination of psychiatric impairment in children. J. nerv. ment. Dis. **141**, 333—341 (1965).

Spivack, G., Levine, M.: The Devereux child behavior rating scales: a study of symptom behaviors in latency age atypical children. Amer. J. ment. Defic. **68**, 700—717 (1963/64).

Strauss, A. A., Kephart, N. C.: Behavior differences in mentally retarted children measured by a new behavior rating scale. Amer. J. Psychiat. **96**, 1117—1123 (1940).

Stutte, H.: Über das organische Psychosyndrom bei entzündlichen Hirnerkrankungen. Wien. Z. Nervenheilk. **19**, 161—165 (1962).

— Determinanten des organischen Psychosyndroms im Kindesalter. Acta paedopsychiat. **33**, 337—338 (1966).

Wewetzer, K.-H.: Das hirngeschädigte Kind. Stuttgart 1959.

Wittenborn, J. R.: Wittenborn psychiatric rating-scales. New York 1955.

Wright, B., Loomis, E., Meyer, L.: Observational Q-sort differences between schizophrenic and normal preschool boys. Child Develop. **34**, 169—185 (1963).

Zur Problematik des Begriffes Hirnschädigung in der Psychopathologie

E. Förster, Essen

I. Die Abwendung von ganzheitlichen Erfassungsversuchen

Beim Thema Hirnschaden und Charakteropathie geht es im Grunde um die Klärung *partieller* Gesetzmäßigkeiten des psychophysischen Zusammenhanges. Das Erscheinungsbild *der* hirnorganischen Wesensänderung kann es ebensowenig geben (s. hierzu Stutte) wie *die* Hirnschädigung schlechthin. Wir fragen zweckmäßiger, welche psychischen Ausfälle welchen organisch-cerebralen Ausfällen zugeordnet sind.

Eine solche Betrachtungsweise war nicht immer üblich. Wenn Wewetzer u. Scholz nach definierbaren psychischen Einzelbefunden suchen, ist das ein erheblicher Fortschritt gegenüber der früher vielfach geübten Ganzheitsbetrachtung. Um eine solche handelte es sich z. B. bei dem sog. exogenen Reaktionstyp Bonhoeffers, bei dem Achsensyndrom von Göllnitz oder der hirnorganischen Pseudopsychopathie Villingers. Man bemühte sich, die Wesensänderung als Einheit, als etwas Ganzheitliches, als Typus in den Griff zu bekommen.

Die typologische Betrachtungsweise ist aber nur ein gedanklicher Kunstgriff, um aus einer vielfältig determinierten Funktion etwas Einheitliches zu machen.

Wewetzer bemüht sich statt dessen um die Aufhellung der hirnpathologischen Bedingungen möglichst differenzierter psychologischer Teilfunktionen. Damit vollzieht er methodisch eine Abwendung von bisher relativ häufig angewandten Denkgewohnheiten. Hierauf besonders hinzuweisen, erscheint nützlich, weil dieser Wandel auch auf anderen Gebieten der Psychopathologie, u. a. auch in der sog. Psychopathieforschung — worauf, leider wenig beachtet, schon vor längerer Zeit Schröder hinwies — Erfolge bringen kann.

II. Die Abhängigkeit psychopathologischer Erkenntnisse von der Einteilung der cerebralen Schäden

Die psychologische Diagnostik hat in der Objektivierung detaillierter Befunde nicht geringe Fortschritte gemacht. Entscheidend ist allerdings die sinnvolle Anwendung ihrer Methoden (Hörmann, Wewetzer u. a.). Fortschritte in der Aufklärung psychophysischer Partialzusammenhänge setzen aber auch eine differenzierte Erfassung des somatischen Anteils der Störung voraus. Die Erfolge der Wewetzerschen Untersuchungen sind somit auch abhängig von einer *biologisch fundierten Abgrenzung der somatischen Defekte.*

Auf diesem Gebiet bleibt uns noch manches zu tun. Welche Gruppen der überhaupt zu objektivierenden Hirnschädigungen sind aus *physiologischer Sicht* so einheitlich definierbar, daß man von ihnen auch einheitliche Gruppen funktioneller, d. h. psychischer Ausfälle erwarten könnte!

Wichtige Ergebnisse brachte zweifellos die anatomisch-lokalisatorische Einteilung, auf deren Grenzen man allerdings schon seit längerem aufmerksam wurde (Wagner u. a.). Aus jugendpsychiatrischer Sicht besonders reizvoll ist eine Systematik der Hirnschädigungen und ihrer psychischen Symptome nach entwicklungsbiologischen Gesichtspunkten, wie sie Lempp anwandte. Nur gibt es eben nicht gerade weitgezogene Grenzen der organischen Diagnostik von Hirnschädigungen. Sie müssen das Erkennen der Gesetzmäßigkeiten psychopathologischer Folgen naturgemäß beengen.

Mitunter möchte man meinen, daß einige altherkömmliche Zuordnungen zwischen bestimmten (ätiologisch uneinheitlichen!) Krankheitsbildern und ihren spezifischen Wesensänderungen wie z. B. bei der Epilepsie, der Chorea, dem Parkinson die bisher klarsten Ergebnisse brachten.

III. Die Abhängigkeit eines Begriffes von seinem Bezugssystem

Wenn wir schon gezwungen sind, uns auf der organischen Seite der dualistischen Problematik mit zahlreichen methodisch-diagnostischen, anatomischen, physiologischen und entwicklungsbiologischen Unklarheiten abzufinden, so gibt das Anlaß, den gedanklichen Ansatz unserer Fragestellung nochmals zu überprüfen und zu versuchen, wenigstens mit möglichst klaren Begriffen zu arbeiten.

Dabei erscheint es nützlich, sich klarzumachen, daß Begriffe nie eine absolute Bedeutung besitzen. Ihre Bedeutung ist dagegen abhängig von dem jeweiligen Bezugssystem, innerhalb dessen sie Verwendung finden sollen.

Ist uns das klar, dann sehen wir den Wert einiger sonst durchaus anerkannter und nützlicher Einteilungsprinzipien für die Frage nach den psychophysischen Zusammenhängen in zweifelhaftem Licht.

IV. Der fragliche Wert der Unterscheidung exogener Schädigungen von endogenen Störungen für die Aufklärung psychophysischer Abhängigkeiten

Inwieweit fördert unser Vorhaben z. B. der für andere Zwecke durchaus nützliche Begriff der organischen Hirnschädigung? Er setzt eine Noxe voraus, die zu einem bestimmten Zeitpunkt das Gehirn traf. In der Regel ist eine von außen kommende Noxe gemeint. Wir unterscheiden dann exogene *Schädigungen*, wie Verletzungen oder Vergiftungen, von endogenen *Störungen*.

Es fragt sich nur, ob diese im Bezugssystem z. B. versicherungsrechtlicher Erwägungen[1] zweifellos wichtige Unterscheidung für die Erforschung der psychophysischen Partialzusammenhänge sehr viel Ertrag verspricht.

---

[1] Das gleiche gilt auch für prinzipiell pathogenetische Fragestellungen wie die nach dem Zusammenhang zwischen Hirnschädigung und Neurose (Lempp).

Was wir wissen wollen ist, welche Arten psychischer Besonderheiten — Stutte spricht von Elementarstörungen — als Folge cerebraler Funktionsstörungen auftreten. Ob die endogenen cerebralen Funktionsstörungen mit anderen psychologischen Symptomen einhergehen als die exogenen, ist dann eine zweite Frage; übrigens eine Frage, über die wir schon seit längerem einiges wissen. Bei Epilepsien nämlich und anderen endogen wie exogen auftretenden Funktionsstörungen besitzt der Unterschied „endogen—exogen" offenbar keine oder allenfalls nur eine geringe psychopathologische Relevanz. Beide Ursachengruppen dieser organischen Störungen können die gleichen psychischen Ausfälle zur Folge haben.

Worin liegt eigentlich der Unterschied zwischen exogener und endogener Hirnanomalie? Definierbare Ursachen sind in beiden Fällen vorhanden, und zwar einmal ein abnormes *äußeres Ereignis*, beim anderen Mal das Ereignis eines abnormen *genetischen Entwicklungsimpulses*. Bei der exogenen Hirnanomalie liegt ebenso wie bei der endogenen ein in die Bedingungen der biologischen Abläufe eingreifendes, zeitlich und örtlich definierbares und damit, vom „normalen" Funktionsablauf aus gesehen, *äußeres* Ereignis vor.

Also auch bei einer abstrakten Betrachtung ergibt sich die Unterteilung endogen—exogen nicht von selbst, da auch die endogene Störung, aus der Perspektive der normalen Entwicklung betrachtet, auf eine von außen her in sie eingreifende Noxe zurückgeführt werden kann.

Im Bezugssystem psychophysischer Partialzusammenhänge wird der Wert der Unterscheidung exogen—endogen, den der Begriff der Hirn*schädigung* zu implizieren scheint, erst recht fragwürdig. Wo sollen wir bei Verwendung dieser Alternative die Wesensänderung z. B. bei Enzymopathien oder bei der Hypothyreose einordnen? Ist die durch eine endogene internistische Krankheit verursachte Hirnbeeinflussung als eine endogene oder exogene anzusehen? Oder wie wollen wir die psychopathologischen Folgen einer röntgenbedingten oder auch kryptogenetischen Mutation bezeichnen, als exogene oder endogene Schädigung?

V. Die Einteilung nach funktionellen Gesichtspunkten

Wenn aber die Unterscheidung endogen—exogen nicht ertragreich ist, kommt es zur Frage des psychophysischen Zusammenhanges um so mehr auf die Art des gestörten Funktionszustandes des Gehirns an. Wir würden Mißverständnissen vorbeugen und gleichzeitig wohl auch die begriffliche Klarheit fördern, wenn wir, statt von Hirn*schäden* von ätiologisch so oder so bedingter *cerebraler Dysfunktion sprächen*.

Der Begriff der Funktion als vielfältiges reagibles Geschehen erscheint hier zutreffender als der der Integrität des Organs, das wir allzu leicht gewöhnt sind unter anatomischem und statischem Aspekt zu sehen.

Diese Erwägung spricht für die Verwendung des Begriffes der cerebralen Dysfunktion an Stelle des Begriffes organische Schädigung und für eine *Einteilung der auf psychopathologische Folgen zu untersuchenden Hirnbesonderheiten nach funktionellen Prinzipien*.

Für diese Auffassung spricht auch der Umstand, daß es sich bei denjenigen Hirnschädigungen, die mit typischen, d. h. relativ regelmäßig wiederkehrenden psychischen Besonderheiten einhergehen, wie der bei Epilepsie, dem Parkinsonismus, der Athetose usw. nicht um ätiologische sondern um funktionelle Krankheitseinheiten handelt.

Auch verspricht eine Einteilung der cerebralen Störungen nach funktionellen Gesichtspunkten dann mehr Erfolg für Untersuchungen unter der eingangs formulierten Fragestellung als eine lokalisatorische oder ätiologische, wenn man davon ausgeht, daß psychisches Geschehen stets Folge *ablaufender* somatischer Hirnfunktionen ist, wie sich auch Psyche ausschließlich in funktionellem *Geschehen* darstellt d. h. selbst phänomenologisch nur als Funktion erkennbar ist.

VI. Der psychische Befund als Diagnostikum für den Funktionszustand des Gehirns

Eine solche zentrale Plazierung funktioneller Gesichtspunkte hat allerdings weitere Konsequenzen. Zur Illustration folgende Überlegung: Soll man den schwer debilen „Charakteropathen" mit normalem klinischen Befund einschließlich eines normalen Sektionsbefundes für einen Hirngeschädigten halten oder nicht? Die Frage kennzeichnet wieder die Abhängigkeit unserer Begriffe und ihres Wertes von dem jeweiligen Bezugssystem — man kann auch sagen von dem Zweck, denen sie dienen. Ein Debiler kann aus anatomischer Sicht ein Hirngeschädigter sein, er kann aber auch hirngesund sein. Wichtiger für die Perspektive, die unser Rahmenthema absteckt, ist jedoch, daß er ein Mensch ist mit einer eindeutigen cerebralen Dysfunktion.

Wenn wir die Dinge so betrachten, dann ist *der psychische Befund als Ausdruck des cerebralen Funktionszustandes* dem organischen Befund diagnostisch gleichwertig.

Literatur

Göllnitz, G.: Die Bedeutung der frühkindlichen Hirnschädigung für die Kinderpsychiatrie. Leipzig 1954.

Hörmann, H.: Aussagemöglichkeiten psychologischer Diagnostik. Z. exp. angew. Psychol. **11**, 353 (1964).

Lempp, R.: Frühkindliche Hirnschädigung und Neurose. Bern u. Stuttgart 1964.

— Eine Pathologie der psychischen Entwicklung. Bern u. Stuttgart 1967.

Schröder, P.: Psychopathen und abnorme Charaktere. Münch. med. Wschr. **80**, 1007(1933).

Stutte, H.: Kinder- und Jugendpsychiatrie (Somatogene psychische Störungen). In: Psychiatrie der Gegenwart, Bd. II, 1020f. Berlin-Göttingen-Heidelberg: Springer 1960.

Villinger, W.: Abnorme seelische Reaktionen im Kindesalter. Mschr. Kinderheilk. **99**, 93 (1951).

Wagner, W.: Standpunktbestimmung und Erfahrungsmöglichkeiten in der Hirnpsychopathologie. Nervenarzt **18**, 210 (1947).

Wewetzer, K.-H.: Prinzipien des Testens in der klinischen Psychologie. In: Jugendpsychiatr. u. psychol. Diagnostik, S. 42. Förster, E., Wewetzer, K.-H. (Hrsg.). Bern u. Stuttgart 1966.

Die Bedeutung des Zeitfaktors in der Pathogenese frühkindlicher Hirnschäden

H. Krebs, Düsseldorf

Unter dem Aspekt des Zeitfaktors (Tramer) stellt uns auch die frühkindliche Hirnschädigung vor eine Vielzahl besonderer Probleme. Im Gegensatz zu anderen schädigenden Ereignissen, die mit einer sog. Defektheilung enden können, zeigt sich bei der früh entstandenen Encephalopathie vielfach das Phänomen eines pathologisch-anatomisch zwar abgeschlossenen Krankheitsereignisses, aber, bedingt durch das kindliche Entwicklungsgeschehen, gewinnen die Defekte im Zeitraster eine neue eigene Dynamik. Diese zu sehen und aufzugliedern scheint uns für die Forschung, den Diagnostiker sowie für den Therapeuten, für die Erzieher und Eltern dieser Kinder von wesentlicher Bedeutung zu sein.

Die Entwicklung eines hirngeschädigten Kindes kann in ein dreifaches Bezugssystem seines individuellen Werdeganges gestellt werden, in dem der Zeitfaktor jeweils eine bedeutende Rolle spielt:

1. *Von außen einwirkende (extraindividuelle) zeitabhängige Faktoren.*
2. *In der betroffenen Person wirkende (intraindividuelle) zeitabhängige Faktoren.*
3. *Im Umweltbezug der betroffenen Person wirksame (interindividuelle, soziale) zeitabhängige Faktoren.*

ad 1.: Von außen einwirkende (extraindividuelle) Faktoren

1.1 Der *Zeitpunkt des Eintritts einer Noxe* hat phasenabhängige ontogenetisch-(neuro-)anatomische und gegebenenfalls auch entsprechende funktionelle Folgen.

1.2 Die *Intensität einer Noxenwirkung* hängt von der Stärke (Konzentration, Dosis), aber auch von der *Dauer ihrer Einwirkung* ab. Ein Beispiel aus dem Bereich der Blutgruppenunverträglichkeiten soll dies erläutern:

> Die toxische Wirkung des Bilirubins wird im allgemeinen unter dem Aspekt eines Grenzwertgeschehens gesehen. Bilirubinkonzentrationen unter 20 mg-% sollen ungefährlich sein. Wir zeigen an einer graphischen Darstellung, daß auch Fälle mit geringeren Konzentrationen bei langer Einwirkung ebenfalls Zeichen für eine Bilirubinencephalopathie aufweisen können (aus dem Krankengut der Univ.-Kinderklinik Bonn). Inzwischen wurden gleichartige Fälle auch seitens der Univ.-Kinderklinik Düsseldorf (Brüster, mündliche Mitteilung) gefunden.

1.3 Die Häufung bzw. *Sukzession von Noxen* in Form einer sog. *Noxenkette* beruht nicht selten auf einer verminderten Belastbarkeit durch die Vorschädigung, so daß dann auch für als physiologisch zu bezeichnende Anforderungen die Resistenz nicht mehr ausreicht. Es kann zu einem weiteren Schaden kommen. Als Beispiel: Bei pränatal vorgeschädigtem Kind wird auch die physiologische Belastung einer normalen Geburt gegebenenfalls zum schädigenden Ereignis (Zweitnoxe usw.).

ad 2.: Innerwirksame (intraindividuelle) Faktoren

2.1 Ein Zeitfaktorenproblem ergibt sich auch zwischen dem Eintritt einer Schädigung einerseits und dem Auftreten bzw. Bekanntwerden der Folgen andererseits. Zwischen Erstschädigung, nicht selten gerade bei perinatalen Komplikationen zu beobachten, und Folgeerscheinungen kann eine *symptomarme* (oder gar symptomfreie?) *Latenzperiode* scheinbarer völliger Restitution liegen. Ihre unterschiedlich lange Dauer bis zur Manifestation der Folgen hängt u. a. von der Art der geschädigten Funktionen und von den Zeitpunkten ihrer entwicklungsphysiologischen bzw. -psychologischen Manifestation ab.
Eine solche Latenzperiode hat auch praktische Bedeutung für:
— Vorsorgemaßnahmen bei Risikokindern;
— eine rechtzeitige Elternaufklärung über möglicherweise zu erwartende spätere Entwicklungsstörungen bei solchen Kindern;
— das Problem der Früherfassung Geschädigter ganz allgemein;
— prospektive Untersuchungen, die diesen Faktor gleichfalls mit einkalkulieren müssen.

2.2 *Phasentypische Probleme* bei hirngeschädigten Kindern stellen sich dar als
— phasengeprägtes Sonderverhalten über die bekannte und erwartete „Norm" hinaus;
— Entwicklungsverschiebungen (Asynchronien u. ä.) phasentypischer Phänomene.
Es kann in diesem Zusammenhang gerade bei Entwicklungsrückständigkeiten zu erheblichen Schwierigkeiten kommen:
eine verspätet auftretende Trotzphase wird als solche verkannt;
bei hirngeschädigten, auch normal intelligenten Kindern finden wir häufig Reifeverzögerungen der Gesamtpersönlichkeit, die uns vor ganz besondere Eingliederungsschwierigkeiten im schulischen und im erstberuflichen Bereich stellen.

2.3 *Zeitinadäquate Zielsetzungen und Erwartungen* durch den Geschädigten selbst.

2.4 *Altersinadäquate schädigungsbedingte Disharmonien und Variabilitäten* in den Leistungs- und Verhaltensdimensionen. Erinnert sei an die bekannten Intertestvariabilitäten, die gegebenenfalls bei altersbezogenen Gesamtergebnissen nur eine unsichere Relevanz haben können. Für solche Fälle können IQ, EQ oder Sozialquotient (Vineland Scale nach Doll) ohne eingehendere Differenzierung wenig aussagefähige „Hausnummern" sein.

2.5 *Störungen des individuellen Tempos* und *Antriebsverhaltens.*

2.6 *Störungen des Zeitsinnes* selbst.

4 Stutte/Koch, Charakteropathien

ad 3: Im Umweltbezug (sozial, interindividuell) wirksame Faktoren

3.1 Zeitgerechte Entwicklungserwartungen durch die unzureichend informierten Eltern können, wenn sie nicht durch das geschädigte Kind erfüllt werden, zu einer Verkennung als Nichtwollen führen, was tatsächlich ein Nichtkönnen ist. Dies vermag bei den Erziehern (Eltern) zu Fehlreaktionen folgender Art führen:
— zu Einschätzungsfehlern des kindlichen Vermögens;
— zu Beurteilungsfehlern (sog. logical errors), wenn insbesondere Disharmonien nicht erkannt werden;
— zu pädagogischem Fehlverhalten verschiedenster Art, weil z. B. das Problem der Entwicklungs- und Reifeprolongation nicht gesehen wird. Dies kann sich koppeln mit einer bei stärker Geschädigten auch zu erwartenden Minderung des erreichbaren Endniveaus überhaupt.

3.2 Unerwünschte Rückständigkeit löst Kaschierungstendenzen aus.

3.3. Nicht erkannter Entwicklungsrückstand kann sich am Einzelsymptom fixieren (z. B. Sprachentwicklungsrückstand), obwohl die Rückständigkeit ein die Gesamtperson betreffendes Ereignis ist.

3.4 Verstärkte Gefahr delinquenten Abgleitens infolge Unreife.

3.5. Abhängigkeit der erwarteten Prognosestellung besteht ebenfalls und verlangt die Beachtung von Zeitfaktoren.

3.6. Die Anstalts- und Institutionspädagogik steht ebenfalls unter verschiedenen Zeitaspekten (Asperger):
— Probleme der Förderungs- und Eingliederungskriterien bei disharmonischen Entwicklungsrückständigkeiten (z. B. Sauberkeitsproblem oder Sprachverständnis bei noch fehlendem Sprachvermögen u. ä.);
— vorübergehende Notwendigkeit der Institutionalisierung infolge entwicklungsphasisch bedingter Schwierigkeiten, die eine ambulante Betreuung des Behinderten nicht mehr ermöglichen. Ziel dabei aber ist die Rückgliederung, also zeitliche Maßnahmenbegrenzung;
— Zeitfaktorprobleme im Rahmen von pflegerischen stationären Aufgaben. Dort haben auch relativ tiefstehende aber ältere Behinderte eine Stufe besserer Eingliederungs- und Anpassungsfähigkeit erreicht als jüngere, besonders erethische Fälle.

Zur klinischen Diagnostik der frühkindlichen Hirnschädigung

P. Strunk, Marburg

Zur Überprüfung der Annahme Lempps, daß Kinder mit einer frühkindlichen Hirnschädigung infolge eines frühkindlichen exogenen Psychosyndroms Gefahr laufen, in eine ω-Stellung in ihrer Familie zu geraten und sich darauf eine sekundäre Neurotisierung aufpfropft, wurden 80 Geschwisterpaare gemeinsam mit Herrn Kollegen V. B. Faust untersucht. Die Ergebnisse erlaubten eine Bestätigung nicht [publiziert: Prax. Kinderpsychol. **17**, 1—3 (1968)].

Bei dieser Untersuchung an gesunden Kindern zeigte sich die Problematik der Diagnostik einer frühkindlichen Hirnschädigung besonders deutlich. Viele Kinder boten in einem der gewählten diagnostischen Verfahren (Anamnese, neurologische Untersuchung, Elektroencephalogramm, Röntgenaufnahmen des Schädels, Hamburg-Wechsler-Intelligenztest und Benton-Test) einzelne pathologische Befunde, diese korrelierten jedoch meist nicht miteinander.

Daraus war zu folgern, daß eine frühkindliche Hirnschädigung sicher zu häufig auf Grund von pathologischen Einzelbefunden diagnostiziert wird. Es erscheint dringend notwendig, eine Übereinkunft darüber zu treffen, unter welchen gut objektivierbaren Bedingungen eine derartige Schädigung angenommen werden soll, um verläßliche Grundlagen für die weitere Klärung der Frage zu gewinnen, wie und inwieweit ein frühkindlicher Hirnschaden einen pathogenen Faktor bei der Entstehung von kindlichen psychogenen Erkrankungen darstellt. Die bisher durchgeführten einzelnen Untersuchungen haben sehr unterschiedliche Werte über die Häufigkeit derartiger Schäden geliefert und können damit nur einen sehr begrenzten Aussagewert beanspruchen.

4*

Frühkindliche Hirnschäden bei verhaltensauffälligen Jugendlichen

(Neurologische Diagnostik und konstitutionsbiologische Aspekte)

H. Koch, Süchteln

Mit 3 Abbildungen

I.

Wie ich von Harbauer weiß, weigerte sich Kurt Schneider, sein Psychopathie-buch zum zehnten Male auflegen zu lassen, weil die weiterentwickelte cerebrale Diagnostik schon damals eine umfangreiche Überprüfung der empirischen Grund-lagen notwendig gemacht hätte.

„Abnorme Persönlichkeiten sind angelegte Variationen ... Ihr leibliches Korre-lat wäre auch nur als eine quantitative Abnormität von Bau und Funktion zu denken" (K. Schneider). Seit dies ausgesagt wurde, hat sich bei manchen „Psychopathen" eine frühe Hirnschädigung gefunden, die für ihre Charakterentwicklung mit zu berücksich-tigen wäre.

Im Hinblick auf seinen Konstitutionsbegriff[1] stellte ich Ernst Kretschmer vor 20 Jahren fünf Patienten des Tübinger Klinischen Jugendheimes vor, die *ein* Symptom gemeinsam hatten und legte dar, alle fünf hätten eine frühe Hirnschädigung im di-encephalen Bereich erlitten und sich infolgedessen teilweise anders entwickelt als aus Erbe und seelischen Umwelteinflüssen zu erwarten gewesen wäre.

Kretschmer griff das Dargestellte auf und regte an, für derart veränderte Kon-stitutionen eine geeignete Bezeichnung vorzuschlagen. So entstand der Begriff „pro-dyskline" Konstitution („prodysklin" = „frühzeitig abgewichen").

Das Symptom, das meinen fünf Patienten gemeinsam war, zeigt Abb. 1 am 2. und 3. Finger.

„Bajonettfinger" sind gekennzeichnet durch gleichzeitige Überstreckung im Mittel- und unwillkürliche Beugung im Endgelenk.

Im Bemühen um die Diagnostik symptomatischer Epilepsien hat Carl Schneider das Symptom 1934 als Residuum infantiler Hemiplegien beschrieben und mitgeteilt, es beweise auch bei isoliertem Vorkommen eine Hirnschädigung, die kurz vor, während oder im 1. Halbjahr nach der Geburt eingetreten sein müsse.

---

[1] „Unter Konstitution verstehen wir die Gesamtheit aller derjenigen individuellen Eigen-schaften, die auf Vererbung beruhen, d. h. genotypisch verankert sind. Dabei ist klar, daß der praktische Konstitutionsforscher, die durch äußere Reize bedingten Modifikationen der Erbanlage speziell früherworbener Art niemals wird streng aus dem Konstitutionsbegriff ausschalten können."

Wir gingen diesen Angaben in Reihenuntersuchungen nach und fanden Bajonett-finger auch außerhalb des Epilepsiebereiches u. a. bei angeblichen Psychopathen und Neurotikern, bei Verwahrlosten und Schwererziehbaren. Unter 5409 Kindern und Jugendlichen öffentlicher Schulen zwischen 6 und 18 Jahren fand sich das Finger-zeichen in 1,5% (Konrad), unter 2350 Patienten unseres klinischen Jugendheimes in 9,6% (Horack) und unter 843 Hilfsschülern in 13,3% (Klemm). Schließlich wurde es unter 300 Neugeborenen der Tübinger Frauenklinik 14mal festgestellt (Müller).

In den Anamnesen der klinischen und außerklinischen Bajonettfingerprobanden fiel eine Häufung von Schwangerschafts- und Geburtskomplikationen auf. Oft fanden sich eindeutig asphyktische Zustände als einzige kausale Möglichkeit.

Auf dieses Material gestützt, teilte ich mit, die ursächliche cerebrale Schädigung könne nicht höher als im äußeren Pallidumglied gelegen sein. Hassler, auf den ich mich berufen hatte[2] und dem ich mein Material anschließend vorlegte, war mit meiner

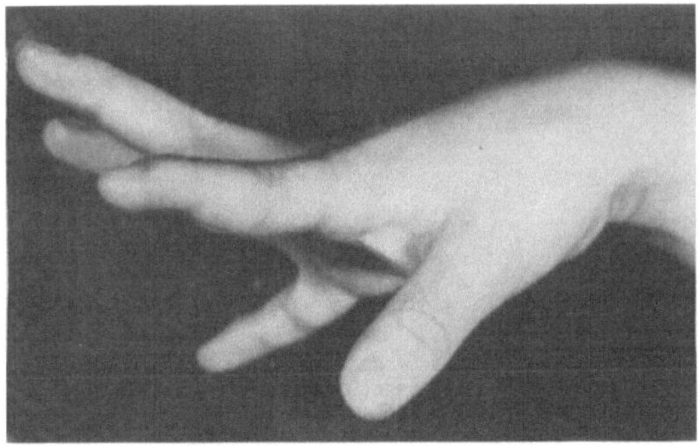

Abb. 1. Bajonettform leichten Grades des Zeige- und Mittelfingers bei aktiver Streckung (eigene Beobachtung)

Hypothese einverstanden. Seinem Rat zu weiteren Veröffentlichungen folgte ich nicht. Zuviele Fragen waren offen: Das Zeichen tritt auch an funktionstüchtigen und an-scheinend neurologisch befundfreien Händen auf. Dann findet es sich meist doppel-seitig, häufig symmetrisch, oft nur an beiden Zeigefingern. Weder stimmte Schneiders Behauptung, bei solchen Bajonettfingern handele es sich um letzte Ausläufer infan-tiler Hemi- und Tetraplegien, noch konnte seine Auffassung zutreffen, die Bajonett-form gehöre zu den spastischen Symptomen und ihre Ursache bestehe in einer Schädigung im motorischen Bahnensystem des Hemisphären*marks*. Genauso wenig ließ sie sich auf athetotische Pathomechanismen zurückführen, wie gelegentlich noch immer angenommen wird.

Das Bajonettsymptom wird heute in manchen Lehr- und Handbüchern als Zeichen einer frühen Hirnschädigung erwähnt. Dennoch sind Abbildungen und Angaben über dieses Symptom selbst in hervorragenden Publikationen keineswegs immer zutreffend. Am präzisesten hat sich Paul Bresser geäußert: Einzelne unscheinbare Befunde besäßen selbst bei *isoliertem* Vorkommen echten Symptomwert. Das gelte

---

[2] „Das äußere Pallidumglied ist der Kern des Großhirns, der am *frühesten* markreif und damit auch am frühesten funktionstüchtig wird. Beim späten Fetus und beim Neugeborenen ist er das *höchste* funktionierende motorische Zentrum." (1953).

beispielsweise für ein eindeutig positives Babinskisches Phänomen und für die Bajo-
nettstellung der Finger.

Mir ist es zur Gewohnheit geworden, bei jedermann Finger- und Handauffälligkeiten zu beachten. So kamen allmählich über tausend Bajonettprobanden zusammen.
Noch immer bin ich der Meinung, daß isolierte Bajonettfinger auf einer cerebralen
Schädigung im diencephalen Bereich beruhen und ihre Lokalisation nicht höher als
im äußeren Pallidumglied gesucht werden kann. Der „Streckbajonettfinger"[3]
(Koch) entsteht meines Erachtens in der Regel im Gefolge hypoxischer Schädigungen gegen Ende der Gravidität oder bei der Geburt. Sein häufig symmetrisches Vorkommen ist bei intrauterinen Hypoxydosen leicht zu erklären. Da das Quellgebiet
der Vena magna Galeni während der Geburt am meisten gefährdet ist (Schwartz), ist
auch bei Geburtsasphyxien meist ein beidseitiger Fingerbefund zu erwarten. Der
Befall nur der Finger erscheint als Folge *elektiver* Schäden auf Grund des cerebralen

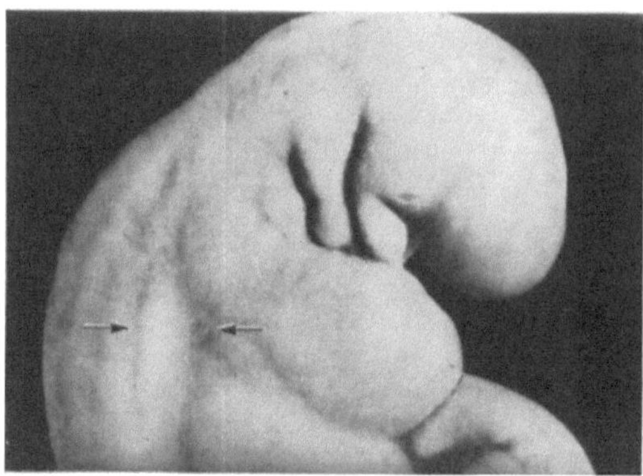

Abb. 2. 3,5 mm großer menschlicher Embryo (Anfang der 4. Entwicklungswoche).
Zwischen den beiden Pfeilen ist die Anlage der Achselgrube und dahinter die Armanlage zu
erkennen (Blechschmidt, 1965)

Entwicklungsstandes gegen Ende der Schwangerschaft, die Bevorzugung des
Zeigefingers als Folge seiner funktionellen Sonderstellung denkbar. Im Hinblick auf
diese Hypothese sei im vorliegenden Zusammenhang wenigstens zweierlei angeführt:

1. „Nimmt man ein *gesundes*[4] etwa 1500 bis 2000 g schweres Frühgeborenes aus
dem Bett, so stellt sich oft ein Bewegungsspiel ein ... Die *einzelnen*[4] Finger machen
eigentümliche Streck- und Spreizbewegungen ... Das Bewegungsspiel gewinnt dadurch ein eigenartiges Gepräge, daß sich die Finger *unabhängig voneinander*[4] bewegen..."
(Peiper).

Beim reifen Neugeborenen ist dieses physiologische athetotische Fingerspiel nur
selten zu sehen, wenig später verschwindet es ganz.

Nach dieser Beobachtung ist der werdende Mensch bereits in den letzten Schwan-
gerschaftswochen zu einer differenzierten Innervation von *einzelnen* Fingern befähigt.

Abb. 2 zeigt einen 3,5 mm großen menschlichen Embryo aus dem Anfang der
4. Entwicklungswoche. Zwischen den beiden Pfeilen ist die Anlage des Armes und

---

[3] Diese Bezeichnung verwende ich, wenn die Bajonettform erst bei Fingerstreckung auf-
tritt und die Hand sonst neurologisch unauffällig erscheint.

[4] Kursive Hervorhebungen von mir.

der Achselgrube zu erkennen. Die „Daumenlutscherstellung" der Hände (Abb. 3) findet sich schon bei einem nur 6 bis 7 Wochen älteren Embryo. In der letzten Schwangerschaftszeit dann ist das digitale Bewegungsspiel offensichtlich sogar weit mannigfaltiger als die habituelle Fingermotilität des Erwachsenen!

2. Bereits vom 5. zum 6. intrauterinen Monat tritt im Pallidum ein so großer Entwicklungsfortschritt ein, daß dessen histologisches Bild schon im 6. Monat der fertigen Gestalt weitgehend *gleicht*. Demgegenüber verläuft die Reifung im Corpus striatum *erheblich* retardiert. Seine zahlreichen kleinen Nervenzellen sind auch im 7. und 8. Schwangerschaftsmonat noch sehr unreif. Erst beim reifen Neugeborenen hat die Zellreifung im Striatum ihre Retardierung gegenüber dem Pallidum aufgeholt (Richter, 1965).

Wie anders als zentral verursacht kann das physiologische athetotische Fingerspiel aufgefaßt werden? Die feinsten isolierten Innervationsimpulse für die Finger-

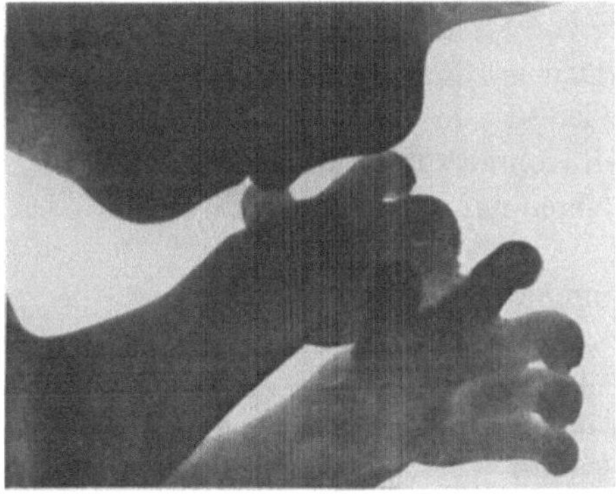

Abb. 3. „Daumenlutscherstellung" der Hand eines etwa 60 mm großen Embryo; Mitte des 3. Entwicklungsmonats (Blechschmidt, 1965)

muskulatur, wo anders könnten sie lokalisiert werden als in dem zu dieser Zeit höchst entwickelten motorischen Gebiet?

II.

Bei der langfristigen stationären Betreuung von 300 Jugendlichen der Fürsorgeerziehung und der Freiwilligen Erziehungshilfe sehen wir an Verhaltensauffälligkeiten relativ häufig Antriebsminderungen oder -steigerungen, erhöhte oder verminderte Erregbarkeit, Gemütsarmut, dysphorische Verstimmungen und subeuphorische Stimmungslagen, Explosibilität, Aggressivität, manchmal auch vermehrte sexuelle Aktivität und homosexuelle, selten einmal transvestitische und exhibitionistische Tendenzen. In bezug auf die Zusammensetzung unseres Klientels erscheint wichtig,

— daß derzeit nur 3 bis 4 von tausend Minderjährigen in öffentliche Erziehung geraten,

— und zwar unter schulentlassenen Jungen meist diejenigen, deren Verhaltensauffälligkeiten sich gegenüber anderen Maßnahmen als refraktär erwiesen oder trotz aller Bemühungen zugenommen haben.

— Von diesen werden unserem Spezialheim keine Minderbegabten, sondern normal, nicht selten überdurchschnittlich Intelligente zugewiesen.

Verhaltensauffälligkeiten sind vergleichsweise um so schwerer abzubauen, je mehr sie auf *Wesen*eigentümlichkeiten beruhen. Als deren *innere* Ursachen kommen vor allem konstitutionelle (genetische) Dispositionen und frühe Hirnschäden in Frage. Wollte man die erwähnten Besonderheiten des Instinkt-, Trieb-, Antriebsverhaltens und der Stimmung auf einen gemeinsamen Nenner bringen, könnte man von Störungen der „Tiefenperson" (Kretschmer) sprechen. Wir beobachteten sie nicht nur bei eindeutig hirngeschädigten Jugendlichen, sondern — meist weniger ausgeprägt — auch bei vielen ihrer Kameraden.

Frühe Hirnschäden meist nataler und/oder pränataler Genese fanden wir bisher bei 30%. Ein Babinskisches Phänomen konnten wir bei keinem unserer 300 Schützlinge feststellen, andere, nach den Maßstäben der Erwachsenenneurologie sicher cerebrale Symptome nur ausnahmsweise, Bajonettfinger hingegen bei 15 — wiederum meist doppelseitig und öfters an mehreren Fingern.

Die relative Häufung von Streckbajonettfingern — 5% der Ausgangsfälle, knapp 17% der Hirngeschädigten — dürfte kein Zufall sein, sondern auf Hirnschäden hinweisen, die für die Genese von Charakteropathien wichtig sind. In dieser Auffassung bestärkt uns, daß Konrad außerhalb der Heimerziehung unter 715 Gewerbeschülern von 15 bis 18 Jahren nur zwei Bajonettfingerprobanden — also nicht einmal 0,3% — gefunden hat.

Ginge das Fingersymptom auf eine frühe Schädigung des motorischen Bahnensystems im Hemisphären*mark* zurück (C. Schneider), wäre nicht einzusehen, weshalb es unter verhaltensauffälligen aber nicht schwachsinnigen Jugendlichen wesentlich häufiger vorkommt als das Babinskische Zeichen. Beruht der Streckbajonettfinger jedoch auf einer pallidären Läsion infolge pränataler und/oder nataler Hypoxie, überrascht sein Vorkommen in einem im Grunde nach abnormen Wesensmerkmalen ausgewählten Untersuchungsgut nicht:

1. Thalamus, Hypothalamus und weitere psychisch relevante Areale liegen ebenfalls in dem geburtsmechanisch gefährdeteren Gebiet der Vena magna Galeni. In welchen cerebralen Gebieten eine *generelle* Hypoxie zur Schädigung führt, hängt außerdem auch von deren Reifungs- und Leistungszustand ab. (Daß die Funktionen der Großhirnhemisphären sich erst postnatal entwickeln, könnte in diesem Zusammenhang ebenfalls wichtig sein.)

2. Zwischen Pallidum und dem für die Charakterentwicklung wesentlichen Hirnstammstrukturen bestehen enge funktionelle Zusammenhänge und Abhängigkeiten.

3. Pallidum und Hypothalamus stammen aus dem Grundplatten-, der Thalamus aus dem Flügelplattenanteil desselben diencephalen Ursprungsgebietes. Wollte man für den Eintritt einer pallidären „Bajonettfingerläsion" also noch eine individuelle erhöhte *endogene* Vulnerabilität verantwortlich machen, wäre eine solche wohl auch für andere diencephale, insbesondere hypothalamische Kerne zu vermuten.

Die zweimalige Abknickung einer Fingerlängsachse ist leicht und exakt zu erfassen. Ihre Feststellung lenkt die Aufmerksamkeit auf neurologische Phänomene, die sonst leicht übersehen oder auch als rein peripher konstitutionell aufgefaßt werden könnten. Das sind z. B. Hypomimie, generelle Hypotonien, allgemeine Bewegungsarmut oder allgemeiner Bewegungsüberschuß und speziellere motorische Auffälligkeiten. Beim Nachweis eines Bajonettfingers dürfen sie mit hoher Wahrscheinlichkeit auf die gleiche frühe Hirnschädigung zurückgeführt werden wie dieser. Auch bei anderen neurologischen Symptomen ermöglicht oft erst der Streckbajonettfinger Zeitpunkt, Ursache und Art der Hirnschädigung festzulegen, vor allem aber deren Lokalisation im diencephalen Bereich oder seiner Nachbarschaft. Analoges gilt selbst für manche pneumo- und elektrencephalographische Befunde, und zwar nicht nur in Grenzfällen.

Selbst zur ätiologisch zutreffenderen Bewertung gewisser angeblich konstitutioneller Befunde kann das Fingerzeichen beitragen: übergroße Körperfülle oder erhebliche Magerkeit, starke Acceleration oder Retardierung, sehr verfrühter oder auffallend später Eintritt der Pubertät und — nach Ausschluß interner Ursachen — auch Auffälligkeiten im Bereich der Appetenz, des Flüssigkeitsbedarfes, des habituellen Wärmebedürfnisses, der Wach-Schlafsteuerung etc., dürften beim Vorliegen des Bajonettfingers zumindest auf eine exogen-diencephale Teilursache hinweisen. Das gleiche könnte auch für übermäßiges wie fehlendes Geschlechtsbedürfnis, anomale sexuelle Einstellungen, sadistische und masochistische Verhaltensweisen u. a. mehr gelten.

Nicht selten findet man bei sicher hirngeschädigten Jugendlichen Wesenszüge, die auch bei anderen Familienmitgliedern auffallen und von denen man dann annehmen könnte, sie gingen eher auf erbkonstitutionelle Voraussetzungen als auf frühe Hirnschäden zurück. Unbestritten ist einerseits, daß „leichtere" frühe Hirnschäden unerkannt bleiben und andererseits, daß familiäre Charakterdispositionen auch aus endogenen wie erlebnisreaktiven Ursachen verstärkt in Erscheinung treten können. Nicht selten drängt sich zudem der Eindruck auf, daß erst eine frühe Hirnschädigung zur Manifestation oder Akzentuation hereditärer Charakterdispositionen geführt haben könnte.

„Die Somatogenese von Charakterstörungen ist noch am ehesten beweisbar" (Stutte). Deshalb sollte bei mehrdeutigen Verhaltensweisen eine frühe Hirnschädigung gegebenenfalls zuerst sichergestellt und möglichst auch nach Lokalisation und Ausmaß bestimmt werden. Das gelingt erfahrungsgemäß mit Hilfe der hier dargestellten Zusammenhänge in nicht wenigen Fällen, bei denen trotz angeblich mehrdimensionaler Diagnostik anderenfalls behauptet wird, es handele sich um sicher „neurotische" oder auch — anderenorts — um sicher „konstitutionelle" Fehlentwicklungen. Bei dieser Sachlage ist die Jugendpsychiatrie als medizinische Disziplin grundsätzlich verpflichtet, das im Hinblick auf eine evtl. psychische Relevanz somatisch Objektivierbare so präzise wie möglich herauszuarbeiten. Dazu könnte die Bajonettfingerdiagnostik beitragen.

Träfe nämlich zu, was wir über Ätiologie und Lokalisation von Streckbajonettfingern uns darzustellen bemüht haben, so läge hier in bezug auf Ursache, Entstehungsmechanismus, Zeit und Lokalisation der Schädigung ein relativ *einheitliches* Untersuchungsgut von frühkindlich Hirngeschädigten vor. Aus einem solchen Kollektiv müßte sich demnach das psychopathologische Bild zumindest bestimmter früher Hirnschäden eindeutiger als bisher eliminieren und von dem verschiedenartiger konstitutioneller Dispositionen und divergenter psychischer Umweltwirkungen deutlicher abheben lassen.

Selbstverständlich ist der Streckbajonettfinger als körperliches Symptom nicht zwangsläufig mit psychischen Auffälligkeiten verbunden. Wir haben das Symptom hier nur deshalb in den Vordergrund gerückt, weil wir glauben, mit seiner Hilfe etwas Neues zur neurologischen und auch zur konstitutionellen Diagnostik bei verhaltensauffälligen Jugendlichen beitragen zu können.

Literatur

Blechschmidt, E.: Vom Ei zum Embryo. Stuttgart: Deutsche Verlagsanstalt 1968.

Bresser, P.: Grundlagen und Grenzen der Begutachtung jugendlicher Rechtsbrecher. Berlin: Walter de Gruyter & Co. 1965.

Hassler, R.: Extrapyramidal-motorische Syndrome und Erkrankungen. In: Handbuch der Inneren Medizin, Bd. 5/3, „Neurologie", S. 676—904. v. Bergmann, G., Freye, E., Schwiegk, H. (Hrsg.). Berlin-Göttingen-Heidelberg: Springer 1953.

Harbauer, H.: Die diagnostische Bedeutung des Elektroencephalogramms bei kindlicher Schwererziehbarkeit. In: 6. Kongreß „Das schwer erziehbare Kind", S. 32—40. Düsseldorf 1966.

— Diskussionsbemerkung zu Vorträgen des Symposions der DVJ 1968 in Königswinter (im Druck).

— Persönliche Mitteilung.

Horack, E.: Über die Bajonettfingerbildung an Hand klinisch beobachteter Fälle. Inaug.-Diss., Tübingen 1959.

Hünnekens, H., Kiphard, E. J.: Motoskopische Untersuchungen beim Trampolinspringen. Acta paedopsychiat. 30, 231—247, 293—341 (1963).

Klemm, U.: Untersuchungen zur Häufigkeit und Ätiologie des Bajonettfinger-Symptoms an Hilfsschülern. Inaug.-Diss., Tübingen 1951.

Koch, H.: Zur Differentialdiagnostik früher Hirnschäden. In: 8. Psychiatertagung des Landschaftsverbandes Rheinland, S. 125—131. Düsseldorf 1968.

— Zur Diagnostik prodyskliner Konstitutionen. Lissabon: A. Crianca Portuguesa 1953.

Konrad, R. M.: Das Bajonettfingersymptom in Beziehung zur Schwangerschaftsdauer und Gebäralter der Mutter. Inaug.-Diss., Tübingen 1951.

Kretschmer, E.: Körperbau und Charakter, 24. Aufl. Berlin-Göttingen-Heidelberg: Springer 1961.

— Psychotherapeutische Studien. Stuttgart: Thieme 1949.

Müller, G.: Untersuchungen zur Entstehung und Diagnostik des Bajonettfingers. Inaug.-Diss., Tübingen 1954.

Peiper, A.: Die Eigenart der kindlichen Hirntätigkeit, 3. Aufl. Edition Leipzig 1963.

Richter, E.: Die Entwicklung des Globus pallidus und des Corpus subthalamicum. Monographien aus dem Gesamtgebiet der Neurologie u. Psychiatrie, **1965**, XII, Heft 108.

Schneider, C.: Zur Diagnose symptomatischer, besonders residualer Epilepsieformen. Nervenarzt **7**, 8 (1934).

Schneider, K.: Klinische Psychopathologie, 7. Aufl. Stuttgart: Thieme 1966.

Schwartz, Ph.: Geburtsschäden bei Neugeborenen. Jena: G. Fischer 1964.

Stutte, H.: Charakterstörungen im Kindesalter. Acta paedopsychiat. **28**, 283—286 (1961).

— Grenzen der Sozialpädagogik. Allgemeiner Fürsorgeerziehungstag e. V., Hannover-Kirchrode 1958.

— Kinder- und Jugendpsychiatrie. In: Psychiatrie der Gegenwart, Bd. 2, S. 952—1087. Berlin-Göttingen-Heidelberg: Springer 1960.

Diskussionsbemerkungen zum Vortrag Koch

G. Peters: Ich glaube, Herr Koch, daß ich die von Ihnen schon meisterhaft durchgeführte Analyse etwas erweitern kann. Sie führen, sehr wahrscheinlich mit Recht, die neurologischen Auffälligkeiten, insbesondere auch die Bajonettfinger, auf einen frühen Schaden des Pallidum zurück. Es ist zu vermuten, daß die Genese des Schadens eine Hyp- oder Anoxämie gewesen ist. Es entspricht einer Erfahrung, daß intrauterin entstandene an- bzw. hypoxische Schäden des Gehirns sich selten auf einen isolierten Schaden des Pallidum beschränken.

Meist findet man gleiche Schäden u. a. im Thalamus. Hinsichtlich der Störungen im Bereich der Tiefenpersönlichkeit würde ich eher Thalamus- als Pallidumschäden bemühen. Hinzu kommt noch, daß man im Nachgang zu primären Schäden im Gehirn wenn es z. B. zum Ausfall eines Pallidum gekommen ist, sekundäre und retrograde Degenerationen erwarten muß. Sie können u. a. die Substantia nigra betreffen. Sie sprachen davon, daß die von Ihnen beobachteten Patienten eine eigentümliche Verarmung der Mimik zeigten. (Koch: Manchmal, nicht immer; das ist sehr variabel). Die angedeutete Akinese könnte man also auf eine sekundäre Degeneration der Substantia nigra zurückführen. Aus der vergleichenden Anatomie ist bekannt, daß eine pallidonigrale Verbindung besteht. Sie ist zwar beim Menschen noch nicht nachgewiesen worden. Es ist aber auch zu berücksichtigen, daß in den Stammganglien besonders konzentriert einige biogene Amine vorkommen; deren Ausfall beim Parkinsonismus ist bekannt. Es ist daran zu denken, daß auch eine Stoffwechselstörung unter Umständen für das komplexe Bild, das die Pat. von Herrn Koch geboten haben, verantwortlich ist.

H. Schmitz: Ich bin Herrn Koch dankbar, daß er die Hypomimie als ein Begleitphänomen des Bajonettfingers — so wie ich mich erinnere — zum ersten Male angesprochen hat. Ich persönlich kenne keinen Fall eines Bajonettfingers ohne — ich möchte vorsichtig sein — mimische Auffälligkeiten im Sinne einer Hypomimie. Man kann vielleicht entgegenhalten, es sei etwas sehr Subjektives, eine Hypomimie zu sehen. Das gebe ich ohne weiteres zu. Aber ich mache die Erfahrung, daß neu hinzukommende ärztliche Mitarbeiter es im Laufe der Zeit doch lernen, auch wenn sie es anfangs nicht sehen, und dann genau so überzeugt sind wie ich, daß tatsächlich eine solche Hypomimie feststellbar und in diesen Fällen auch vorhanden ist.

Dann hat Herr Koch erwähnt, daß in der Regel oder sehr häufig auch Veränderungen im Muskeltonus zu finden seien; auch das ist sicher zutreffend, und zwar handelt es sich meines Erachtens nicht nur um eine Hypotonie, sondern auch um eine Veränderung der nichtmuskulären Weichteile im Sinne einer Herabsetzung des Spannungszustandes. Und noch ein Drittes ist erwähnenswert, nämlich der ganz uncharakteristische PEG-Befund. Im Schnitt findet man etwas mehr abnorme Befunde aller Art, aber auch sehr oft völlig normale Befunde, und sogar eine Mikroventrikulie kann vorhanden sein. Schließlich noch ein Letztes: Ich selbst verfüge über einen Fall, wo der Bajonettfinger entstand durch eine schwere offene Hirnverletzung bei einem vierjährigen Knaben, genau an seinem 4. Geburtstag. Der Bajonettfinger war an der Seite der gelähmten Extremität, die proximal spastisch und peripher hypoton war, also eine gemischte Lähmung zeigte.

W. Mortier: Ich habe zwei Fragen an Herrn Koch. Die erste betrifft die Angaben über die Häufigkeit des Bajonettfingers bei Volksschülern, 1,5%. Ich möchte fragen, ob bei den Kindern mit einem Bajonettfinger anamnestisch eine prä-, peri- oder postnatale Schädigung sicher auszuschließen war. Wenn diese Sicherheit nicht bestand, bleibt die Frage nach einer anderen Kontrollgruppe.

Die zweite Frage betrifft die angebotene Hypothese einer Charakterveränderung im Sinne von Antriebs- und Appetenzstörungen in Verbindung mit einem so lokalisierten Schaden, der sich überwiegend in der Fehlstellung nur eines Fingers ausdrückt. Zur problematischen Frage der Ätiopathogenese wies mein Vorredner darauf hin, daß eine Hypotonie und Amimie in vielen Fällen beobachtet wurde und Herr Prof. Peters deutete an, daß Amine für die Symptomatologie kausal eine Rolle spielen könnten. Es bleibt dann noch die Frage, wie man sich einen so umschriebenen Defekt motorischer Art vorstellen soll, der an einem Finger und nicht am Nachbarfinger oder an anderen Fingern sichtbar wird. Die Schadensstelle müßte sich dabei auf enorm kleine, winzige Zellanhäufungen oder Zellstränge beschränken.

H. Asperger: In mehreren Vorträgen, besonders denen von Herrn Koch, war zunächst die Rede von Einzelsymptomen: z. B. Bajonettfinger, Störungen der Ausdrucksmotorik, der „Praxie", Dyslexie — die erstaunlicher Weise bei dieser Tagung noch nicht zur Sprache gekommen ist — weiter Leistungsschwächen, Störung der Gestaltauffassung, Störung der „Tiefenperson". Aber nun ist immer stärker ins Gespräch gekommen die Störung der Gesamtpersönlichkeit. Denn jedes einzelne dieser Symptome kann fehlen. Es gibt also nicht ein allgemeines, sich durch alle Fälle hindurchziehendes Symptom — dann wäre es leicht, frühkindliche Hirnschädigungen zu diagnostizieren — sondern jedes einzelne davon kann fehlen. Der gemeinsame Nenner aber bei allen Fällen ist eine Störung der „Integration der Persönlichkeit". Es kommt durch die Hirnschädigung zu einer Art von Desintegration, die dann eben die Ursache des sozialen Fehlverhaltens ist, z. B. der Dissozialität, welche die Kinder und Jugendlichen in Herrn Kochs Heim bringt oder welche in der Schule so große Schwierigkeiten in der sozialen Anpassung verursacht. Alle die verschiedenen Untersuchungen laufen darauf hinaus, daß wir verstehen, wie durch die Hirnschädigung die Harmonie der Persönlichkeit gestört wird, so daß es diesen Menschen dann nicht mehr gelingt, als verantwortliche, richtige Hemmungsfaktoren entwickelnde Menschen in der Welt zu stehen. Auch auf die bekannte „Kurzschlüssigkeit" der Aktivität dieser Kinder und Jugendlichen, die bei ganz intakter Intelligenz, bei intakten sonstigen Funktionen schweres soziales Scheitern mit sich bringt, ist ebenfalls als eine derartige Gesamtstörung zu verstehen.

G. Lienert: Ich darf mich zu Ihrem Bajonettfinger aus einer anderen Sicht nähern und vielleicht aus eben dieser anderen Sicht jetzt speziell auf die Frage von Herrn Mortier einzugehen versuchen, denn mir erscheint sie theoretisch sehr bedeutsam.

Es ist — glaube ich — schwierig vorstellbar, daß durch eine isolierte und möglicherweise lokalisatorisch begrenzte Schädigung des Zentralnervensystems jeweils ein ganz spezifisches Phänomen resultieren soll. Vielmehr wäre anzunehmen, daß bei irgendwelchen lokalisierten Schädigungen generell Anpassungsmechanismen der neurophysiologischen Kommunikation gestört sind, Mechanismen, die auf einer höchsten Stufe der Differenzierung die Anpassung, insbesondere die motorische Anpassung, vollziehen. Hierzu schiene es mir naheliegend, in der vergleichenden Neurophysiologie oder vielleicht Neuroanatomie nachzusehen, ob Phänomene, wie der Bajonettfinger oder die Hyperflexion, phylogenetisch vorhanden sind. Wenn das nämlich der Fall wäre und ich vermute aus Erinnerungen ätiologischer Forschung, daß es bei den Hominiden tatsächlich so etwas wie die Hyperflexion gibt, dann könnte man ja zunächst einmal ganz theoretisch annehmen, daß es sich hierbei nicht um ein lokalisatorisches Phänomen, sondern um ein Neuaufleben primitiver, phylogenetischer, möglicherweise auch ontogenetisch vorhandener Funktionen handelt; und es wäre nun sehr sinnvoll, nach anderen als nur atavistisch zu deutenden motorischen Phänomenen zu suchen. Ich weiß nicht, Herr Koch, ob Sie das schon getan haben, bzw. ob Sie diese Möglichkeit ins Auge gefaßt haben. Wenn ja, ob sich dabei irgendetwas ergeben hat, was in theoretisch mehr befriedigendem Sinne einer regressiven Veränderung motorischer Funktionen entspricht, von denen unter Umständen ihr Phänomen ein ganz spezifisches und möglicherweise vielleicht besonders charakteristisches ist. Ich würde da z. B. an die phylogenetisch junge Daumenopposition denken, aber ich weiß nicht, ob andere motorische Phänomene bei Hirngeschädigten genau so zu deuten wären. Die Hypomimie und Hypermimie wären beispielsweise Phänomene, die man, meine ich, durchaus auch in diesen Gesamtrahmen mit einordnen könnte.

H. Koch (Schlußwort): Herr Prof. Peters hat auf den Thalamus hingewiesen. Ich bin überzeugt, daß der Thalamus und die Regio subthalamica bei der über das Fingerzeichen hinausgehenden Symptomatik mancher unserer Probanden mit im Spiele sind, und zwar auch im Sinne der Mitschädigung von cerebralen Korrelaten der „Tiefenperson". Gerade deshalb muß ich noch folgendes hervorheben: Eine Symptomatik, wie sie Thalamus*herd*fälle charakteristischerweise zeigen, haben meine Pat. nicht. Wie schon heute morgen erwähnt, glaube ich, daß das Gehirn in dem uns hier interessierenden Entwicklungszeitraum über größere Kompensationsmöglichkeiten verfügt, als wir früher angenommen haben. Es könnte sich bei meinen Fällen also manches ausgeglichen haben, was bei einer Schädigung gleicher Lokalisation und Intensität im Erwachsenenalter nicht mehr möglich ist.

Herr Prof. Peters hat auf weitere zusätzliche Hirnschäden aufmerksam gemacht. Auch diese halte ich für wahrscheinlich. Interessant war mir, aus der Monographie von Orthner u. Röder über stereotaktische Operationen beim Parkinsonismus als einer Nigraläsion, zu erfahren, daß gerade die Coagulation des Pallidum zu manchmal überraschenden Besserungen derart geführt hat, daß der muskuläre Tonus erheblich verringert und die Beweglichkeit weitgehend normalisiert wurden. Diese quasi experimentell gewonnenen Ergebnisse bestärken mich in meiner Hypothese der Genese von Bajonettfingern. Ich habe nämlich Grund zu der Annahme, daß die Pallidumläsion bei frühkindlichen Hirnschäden zu einer Hypotonie der Fingermuskulatur führt, und daß es erst der herabgesetzte Muskeltonus ist, der in der formbaren frühen Entwicklungsperiode der Hand (bei der Säuglingshand und/oder auch schon intrauterin) zu einer pathologischen *Über*streckbarkeit der Fingermittelgelenke als einer wesentlichen Voraussetzung für die Bajonettfingerbildung führt.

Mit den Beobachtungen von Herrn Schmitz stimme ich ebenfalls überein. Ein Bajonettfinger kann sich wohl in allen Lebensaltern erstmals entwickeln. Aber das, worauf es mir ankommt — ich spreche von Streckbajonettfingern — das dürfte nur auf der Grundlage einer *frühen* Hirnschädigung entstehen können und gerade diese „Streckbajonettfinger" halte ich für diagnostisch wichtig: In allen anderen Fällen nämlich, die ich kenne — und so ist es ja offenbar auch bei dem an seinem 4. Geburtstag geschädigten Jungen — liegt nämlich an der Hand und über sie hinaus noch eine neurologische Symptomatik vor. In diesen Fällen braucht man also den Bajonettfinger diagnostisch nicht. Da kann man die zentrale Schädigung aus der übrigen Symptomatik sicher erschließen. In Fällen, die ich meine, mit natal und/oder pränataler Schädigung aber, da kann die Funktion der Hand völlig unauffällig sein, da braucht keinerlei Dysdiadochokinese vorzuliegen und auch sonst kein einziges organisches Indiz für eine frühe Hirnschädigung festzustellen sein. Was die Hypomimie als Symptom einer frühen Hirnschädigung betrifft, so setzt ihre sichere Erkennung — jedenfalls in einem Grenzbereich — zumindest eine größere Erfahrung voraus als die Registrierung der doppelten Abknickung der Fingerlängsachse, wenn ich einen Jugendlichen auffordere, die Finger fest zu strecken. Die Subjektivität des Ermessens erscheint mir also bei der Hypomimie zumindest in Grenzfällen größer zu sein als bei der Bajonettfingersymptomatik.

Herrn Mortiers Frage ist sehr berechtigt. Daß nur ein einziger Finger betroffen sein kann, läßt dessen cerebralorganische Verursachung so gut wie unmöglich erscheinen. Zunächst möchte ich daran erinnern, daß auf dem gezeigten Bilde nicht nur der Zeigefinger bajonettförmig war, sondern auch der Nachbarfinger. Das ist nicht selten. Häufiger aber ist, daß bei Streckinnervation zwar z. B. nur der Zeigefinger Bajonettform annimmt, aber der Nachbarfinger im Mittelgelenk unphysiologisch weit überstreckt wird. Zudem gibt es noch weitere Handauffälligkeiten — beispielsweise Subluxation des Daumens und vertrakte Handhaltung beim Vorstrecken — die dann, wenn sie an einer Hand auftreten, an der *ein* Finger eine eindeutige Bajonettform annimmt mit *Sicherheit* auf der gleichen frühen Hirnschädigung beruhen.

Es kann auch vorkommen, daß man einen leichten Bajonettfinger bei einem Siebenjährigen sieht, der bei dem gleichen Jungen mit 14 Jahren nicht mehr besteht, daß sich der Fingerbefund also inzwischen „verwachsen" hat. Es könnte demnach sehr wohl sein, daß diese isolierten Bajonettfingerfälle ursprünglich — im Säuglings- und Kleinkindalter — umfangreichere Befunde gezeigt hätten, falls danach gefahndet worden wäre. Wichtiger noch und von vielleicht grundsätzlicher Bedeutung erscheint mir jedoch folgendes: Das Gampersche Mittelhirnwesen besaß *kein* Pallidum. Trotzdem war es in der Lage, wie man auf einzelnen Abbildungen sehen kann, schon einzelne Finger zu bewegen. Dies wird auch im Text erwähnt. Wenn nun zum Mittelhirn im Laufe der intrauterinen Entwicklung noch eine höhere motorische Region, also — vielleicht ab 6. Embryonalmonat — ein funktionstüchtiges Pallidum hinzukommt, dann darf man doch wohl annehmen, daß dadurch die zentrale motorische Organisation verfeinert wird. Und in diesem Sinne muß meines Erachtens die klinische Beobachtung von Peiper in Übereinstimmung mit den neurohistologischen Arbeiten von Richter gedeutet werden. Wo aber eine isolierte zentrale Funktion vorhanden ist, da kann nicht grundsätzlich bestritten werden, sie könne vielleicht auch elektiv ausfallen.

Bei den Bajonettfingerfällen in unserer außerklinischen Reihenuntersuchung war eine ursächliche hypoxische Frühschädigung nur nicht auszuschließen, sondern oft anamnestisch wahrscheinlich zu machen, manchmal sicherzustellen.

Was Herr Prof. Asperger gesagt hat, ist ebenfalls nur zu bestätigen. Selbstverständlich geht es um die Gesamtdiagnostik der Persönlichkeit und mir bei der Bajonettfingerdiagnostik wenigstens um ein objektives somatisches Kriterium für die exogene Verursachung ihrer psychischen „Desintegration". Ich möchte die Gelegenheit wahrnehmen, einen Eindruck zu korrigieren, der vielleicht dadurch entstanden sein könnte, daß ich in meinem Vortrag die Bajonettsymptomatik so in den Vordergrund gestellt habe. Wie Herr Prof. Asperger hervorhob, kann ja jedes Einzelsymptom fehlen. Deshalb wies ich auch auf Strabismus, Tonusanomalien, motorische Auffälligkeiten, auf Anomalien der Wach-Schlafsteuerungen, des Appetenz- und Sexualverhaltens und auf körperkonstitutionelle Befunde hin. Die Bajonettfingersymptomatik aber erscheint mir in vielen Fällen vorzüglich geeignet erst einmal die frühe Hirnschädigung überhaupt sicher nachzuweisen und deren Lokalisation zumindest nahe der cerebralen Korrelate der Tiefenperson zu ermöglichen.

Es überrascht mich immer wieder, wie wenig das Symptom bekannt ist, zumindest wie wenig daraufhin untersucht wird. Noch immer gelangen elektroencephalographisch, pneumoencephalographisch, testpsychologisch usw. klinisch exakt durchuntersuchte Probanden in unser Heim, bei denen selbst in vorhergehenden fachärztlichen Gutachten der Bajonettfingerbefund nicht erwähnt ist, den die Betreffenden während dieser klinischen Untersuchung sicherlich bereits geboten haben (vielleicht in noch stärkerer Ausprägung als in dem Alter, in dem ich sie sehe).

Die Beobachtung von Herrn Schenk über familiäres Vorkommen ist ebenfalls zu bestätigen. Unter den erwähnten 5409 Kindern aus öffentlichen Schulen, die Konrad (1950 und 1951 untersucht) hat, befanden sich Sippen, in denen mehrere Bajonettfingerprobanden ermittelt werden konnten. Nur: wenn Sie der Frage nachgehen, ob das Symptom in diesen Fällen nicht vielleicht genetisch verursacht oder ob es infolge einer frühen Hirnschädigung familiär ist, dann stoßen Sie auf eine charakteristische Schwierigkeit der anamnestischen Diagnostik früher Hirnschäden, auf die auch Prof. Elert wiederholt hingewiesen hat. Oftmals sind die genauen Geburtsumstände nicht einmal bei Krankenhausentbindungen objektiviert. In vielen Fällen aber hat die Frau zu Hause entbunden. Man frage eine größere Anzahl von 40- bis 50jährigen etwa, wie es bei ihrer eigenen Geburt zugegangen ist, und man wird feststellen, daß uns die Möglichkeit, hier nach der Anamnese zu diagnostizieren, oft völlig im Stich läßt. Das gilt ja schon für Anamnesen in viel früheren Lebensaltern, über die Prof. Ewerbeck aus einer sehr eindeutigen amerikanischen Arbeit heute morgen berichtete.

Die von Herrn Prof. Lienert angebotene Hypothese zur Entstehung von Bajonettfingern isolierter Art hat etwas Bestechendes. Mir fehlen bisher konkrete Anhaltspunkte, um ihnen detailliert nachgehen zu können. Immerhin: Die menschliche Hand ist eine ausgesprochene „Gehirnhand". Und es gibt aus dem anatomischen Institut Kiel eine Untersuchung zur motorischen Handentwicklung, in der aus fossilen Schädelbefunden berechnete Gehirngewichte unserer frühen Vorfahren mit deren jeweils anzunehmender geistigen Leistungsfähigkeit (aus dem Werkzeuggebrauch erschlossen) in Bezug gesetzt werden. Dabei zeigt sich, daß hinsichtlich der anzunehmenden *motorischen* Differenzierung der Hand und der intellektuellen Leistungsfähigkeit eine Parallele zu dem steigenden Gehirngewicht besteht. Und noch zu einer weiteren Überlegung gibt mir die Darstellung von Herrn Prof. Lienert Anlaß:

Bekanntlich ist die Area gigantopyramidalis für die feinsten Fingerbewegungen verantwortlich. So kann man beispielsweise bei bestimmt lokalisierten, sehr umschriebenen Läsionen von hier aus etwa eine isolierte Interosseusparese erhalten (z. B. Laubenthal). Wenn ich nun in vielen Bajonettfingerfällen keine Bewegungsbeeinträchtigung der Hand finde, bin ich der Meinung, daß deren volle Funktionstüchtigkeit kein Gegenargument gegen meine Hypothese abgibt, insofern nämlich, als es durchaus möglich erscheint, daß bei einer *frühen* Pallidumschädigung nicht zugleich auch eine Beeinträchtigung der *corticalen* Leistungsfähigkeit einzutreten braucht. Die Area gigantopyramidalis könnte sich meines Erachtens einwandfrei entwickelt haben und damit die tiefergelegene Schädigung, was die feinere Fingerfunktion anbetrifft, völlig kompensiert worden sein.

Beitrag zur Erfassung motorischer Behinderungen nach kindlichen Hirnschädigungen

F. Schilling, Marburg

Mit 5 Abbildungen

Im Rahmen des Forschungsprogramms „Differenzierung des organischen Psychosyndroms bei kindlichen Hirnschäden" (Stutte, Marburg; Wewetzer, Gießen) wurden für den motorischen Bereich einige neue Verfahren entwickelt, die durch eine maßstabgetreue Aufzeichnung der Bewegungsverläufe unter Verwendung von Photozellen[1] eine weitgehend objektive, zuverlässige und meist quantitativ abgestufte Erfassung verschiedener motorischer Auffälligkeiten im Kindesalter erlauben.

Mit dieser Methode, die geeignet ist, Bewegungscharakteristika von Groß- und Kleinraumbewegungen der in der Motorik vorkommenden Frequenzen fortlaufend zu registrieren, wurden zunächst einige einfache Bewegungen einer genauen Analyse zugänglich gemacht:

1. Verläufe von beidhändigen Klopfbewegungen (Tapping)

In acht verschiedenen Aufgaben (z. B. nur rechte Hand, rechte und linke Hand gleichzeitig, abwechselnd usw.) wird in erster Linie die Koordination der Hände untersucht.

Die Auswert*objektivität* für das Ablesen der Intensitäten beträgt $r = 0{,}97$. Die Retestzuverlässigkeiten liegen nach einem Intervall von 4 Monaten bei einem $N = 45$ nicht höher als $r_{tt} = 0{,}64$. Die hohen Zuverlässigkeitskoeffizienten dagegen nach Intervallen von einigen min (Fleishman u. Hempel, 1954; Jasper, 1931) lassen auf eine relativ starke Fluktuation dieses Merkmals schließen.

Die *Gültigkeit* wurde bisher nur für die Gleichzeitigkeit von Simultanbewegungen an einer kleineren Stichprobe überprüft. Korreliert man dieses Merkmal mit dem Außenkriterium Hirnschaden, so erhält man ein $r_{tc} = 0{,}51$.

2. Statische Balance

Körperschwankungen in den Dimensionen „vor—rückwärts" und „rechts—links" werden bei bi- und monopedalem Fußstand fortlaufend registriert. Die Auswertung der Schwankungskurven geschieht vorläufig durch die Berechnung des Abweichungsdurchschnittes (AD) der Schwankungen von der Nullage.

---

[1] Die Methoden sind ausführlich beschrieben in: Mschr. Kinderheilk. **116**, 615—620 (1968).

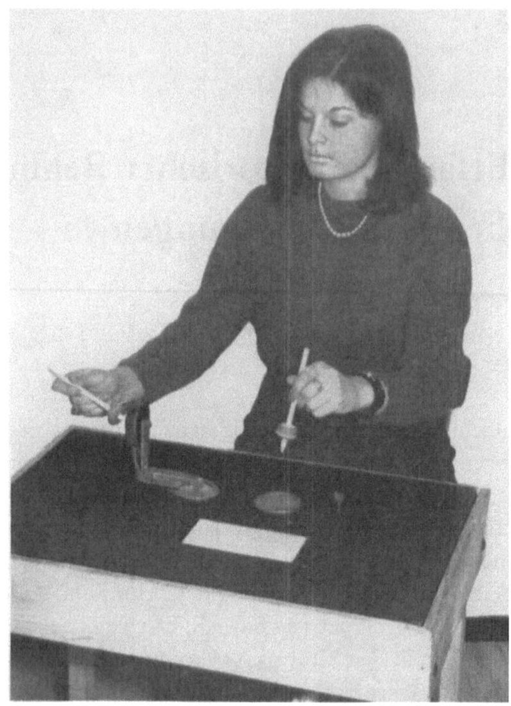

Abb. 1. Tapping-Gerät. Zur Auswertung kommen verschiedene quantitative und qualitative Merkmale: Klopffrequenz, Differenz der Frequenzen rechts-links, Schwankungen der Frequenzen (Rhythmusstörung), Klopfamplitude, Schwankungen der Amplituden, zeitliche Genauigkeit von Simultanbewegungen, zeitliche Genauigkeit alternierender Bewegungen sowie verschiedene auffällige Zackenbildungen (U-Zacke, M-Zacke, Treppenbildung, Plateau)

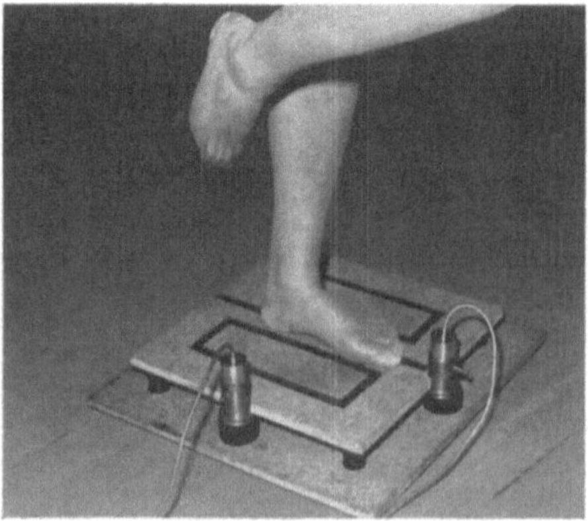

Abb. 2. Gerät zur Registrierung der statischen Balance (Monopedaler Stand links)

Die *Retestzuverlässigkeiten* liegen nach 3 Monaten bei einem $N = 60$ für die verschiedenen Aufgaben zwischen 0,79 und 0,85. Bei Vergleichsgruppen von 28 geschädigten und 28 normalen Kindern erhielten wir für die Schwankungen beim monopedalen Stand einen Gültigkeitskoeffizienten von $r_{tc} = 0,53$.

3. Dynamische Balance

Körperschwerpunktsverlagerungen beim Seiltänzergang über die 10 cm breite Mittellinie eines Laufbrettes werden durch eine Photozelle auf die Registriereinheit übertragen. Als Schwankungsmaß wird der AD der Schwankungen von der Nullage berechnet. Zuverlässigkeit und Gültigkeit erreichen ähnliche Werte wie bei der statischen Balance.

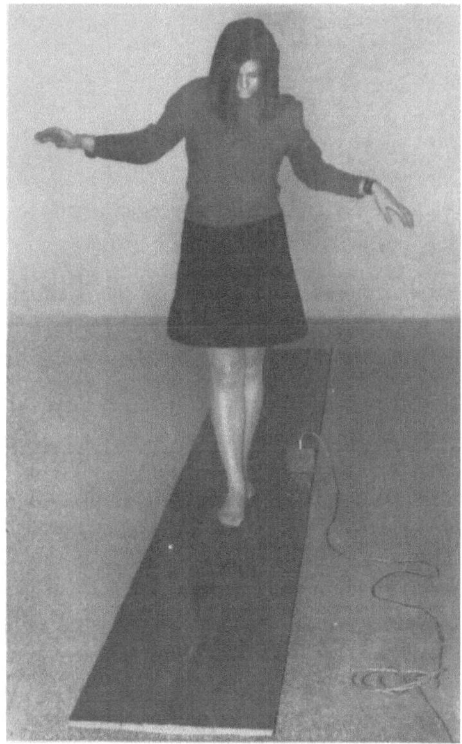

Abb. 3. Laufbrett

4. Sprunganalyse

Registriert wird der Druckverlauf beim Aufspringen auf eine bzw. zwei gefederte Hartfaserplatten (30×35 cm). Bisher wurden zwei Aspekte des Sprunges untersucht:

    a) Lateralität der unteren Extremitäten,
    b) Elastizität des bipedalen Sprunges.

Zur Überprüfung der Lateralität wird die zeitliche Differenz zwischen dem Aufsetzen des rechten und linken Fußes registriert. Unterschiede bis zu $^1/_{100}$ sec können dabei noch abgelesen werden. Retestuntersuchungen an verschiedenen Stichproben erbrachten sehr unterschiedliche Zuverlässigkeiten ($r_{tc} = 0{,}18$ bis $0{,}85$). Relevante Differenzen wurden bei 25% der Hirnorganiker und bei 5% der Normalgruppe gefunden. Weitere Untersuchungen sollen klären, ob es sich hier evtl. um transitorische Dominanzbildungen handelt.

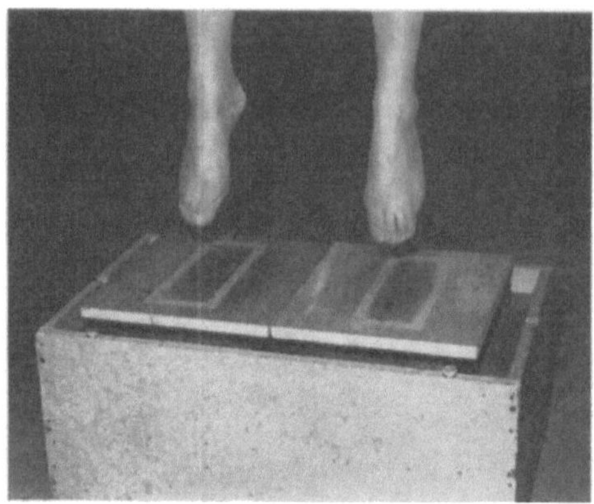

Abb. 4. Gerät zur Sprungregistrierung

Ein Maß für die Elastizität des Sprunges stellt die Steilheit des Kurvenanstiegs dar. Wir erhielten ein $r_{tt} = 0{,}49$ bei N = 100 nach 3 Tagen gegenüber einem $r_{tt} = 0{,}38$ bei der gleichen Stichprobe nach motoskopischer Beurteilung der Sprungelastizität.

5. Fingertremor

Die vertikalen Zitterbewegungen der Fingerspitze werden zunächst mechanisch und dann über die Photozelle elektrisch verstärkt, so daß insgesamt die Amplituden der Bewegungen im Verhältnis 1:20 aufgezeichnet werden können.

Die Methode läßt sich jedoch nur bei Jugendlichen zuverlässig anwenden, da von Kindern nicht immer erwartet werden kann, daß sie ihren Finger über längere Zeit völlig ruhig halten. Die Registriermethode konnte bisher nicht an einer größeren Gruppe Hirngeschädigter überprüft werden. Wiederholte Einzeluntersuchungen lassen eine gute intrainduviduelle Konstanz des Kurvenverlaufs vermuten.

Eine Weiterentwicklung der Methode wurde vorgenommen, da sich durch die mechanische Verstärkung Artefakte in der Frequenz bemerkbar machten.

Die Zitterbewegungen werden jetzt direkt von der Fingerspitze photoelektrisch abgenommen.

Abb. 5 zeigt im Kurvenverlauf a den unverfälschten Tremor, der direkt vom Finger abgenommen wurde und nicht mehr die gleichmäßig oscillierenden Bewegungen der Aufnahme b enthält.

Zum Vergleich ist im Kurvenverlauf d der Abbildung die Eigenfrequenz des mechanischen Übertragerteils des Tremorgerätes dargestellt. Es ist danach zu vermuten, daß sich diese Frequenz der Kurve a überlagert, so daß der Kurvenverlauf b entsteht.

Mit dem Kurvenverlauf c soll demonstriert werden, daß wohl die Amplituden nicht aber die Frequenzen von Aufzeichnungen über mechanische Übertrager auswertbar sind.

Insgesamt handelt es sich bei der photoelektrischen Registrierung von Bewegungsverläufen um ein motodiagnostisches Verfahren, das nach ersten Erfahrungen

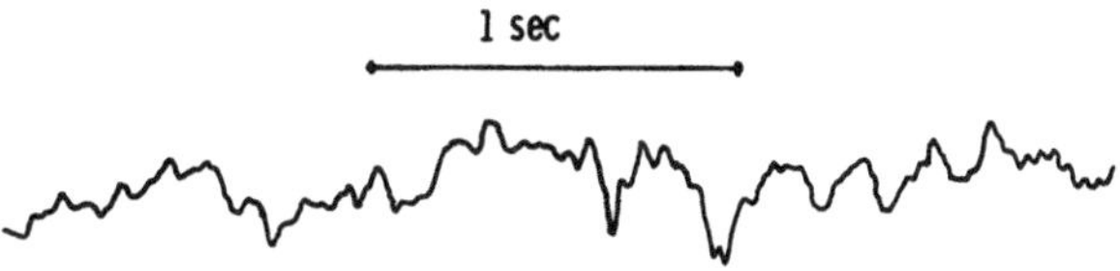

a. Tremor, ohne Gerät direkt vom Zeigefinger abgenommen

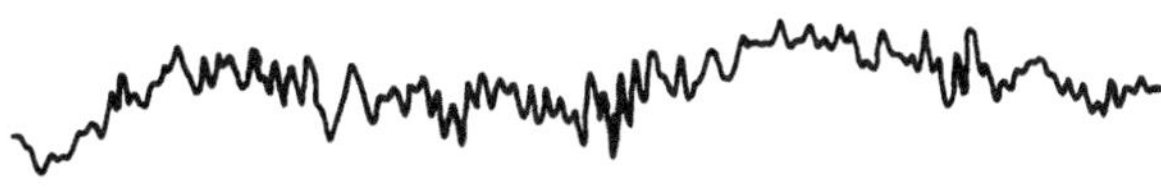

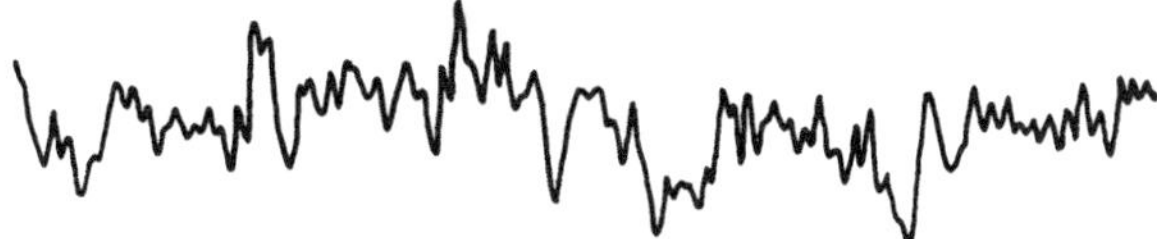

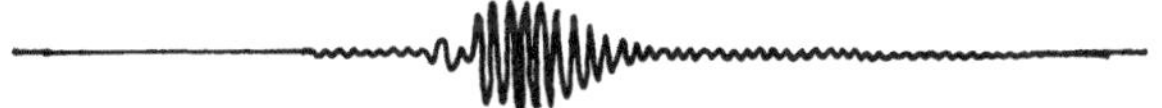

Abb. 5. Verschiedene Tremorverläufe eines Probanden

auch für die Anwendung in der Klinik geeignet erscheint. Die Methoden sind technisch noch zu verbessern und für die relevanten motorischen Merkmale sollte unseres Erachtens eine ökonomische, standardisierte und praktikable Erfassung ermöglicht werden, die es dem Kliniker erlaubt, die Auswertung und Interpretation der Bewegungsmerkmale selbst vorzunehmen.

Der technische Aufwand der dargestellten Methoden ist relativ gering, da die Photozelle an jede vorhandene EKG-Registriereinheit angeschlossen werden kann.

Literatur

Fleishman, E. A., Hempel, W. E., Jr.: A factor analysis of dexterity tests. Personnel Psychol. 7, 15—32 (1954).
Jasper, H. H.: Is perseveration a functional unit participating in all behaviour processes? J. soc. Psychol. 2, 28—51 (1931).
Schilling, F.: Über Möglichkeiten der fortlaufenden Registrierung einfacher Bewegungsverläufe unter Anwendung des photoelektrischen Prinzips. Mschr. Kinderheilk. 116, 615 bis 620 (1968).

5*

Elektrencephalogramm und frühe Hirnschäden

R. Lohmann, Köln

Mit 5 Abbildungen

Mit der Entdeckung des menschlichen Elektrencephalogramms (EEG) durch
Berger 1924 bis 1929 [3] begann ein neuer Abschnitt der Hirnforschung. Die
elektrische Registrierung der Hirnströme machte jetzt erstmalig eine direkte Untersuchung der normalen und pathologischen Hirntätigkeit möglich. In der Folge ist
die Elektrencephalographie zu einer unentbehrlichen Untersuchungsmethode für die
Klinik und für die nervenärztliche Praxis geworden, die sich besonders bei der
Diagnostik organischer Hirnerkrankungen bewährt hat. Die Entstehungsweise der
Hirnwellen und ihre Herkunft sind trotz zahlreicher empirischer Befunde heute noch
genau so rätselhaft wie z. Z. Bergers. Wir befinden uns hinsichtlich der Grundlagen
einer scheinbar so einfachen organischen Untersuchungsmethode wie der Elektrencephalographie also in einer ähnlichen Situation der Unkenntnis wie sie Stutte [30]
für die ungleich viel kompliziertere Struktur und die Aufbauelemente des Seelischen
feststellt. Schon daraus erklären sich manche Divergenzen in den Befunden und in
ihrer Anwendung für die Nosologie.

Die Elektrencephalographie ist eine *ärztliche Hilfsmethode*, die nur Hinweise auf
Störungen cerebraler Funktionsordnungen allgemeiner oder örtlich umgrenzter
Art geben kann, wie z. B. auf das Vorliegen einer generalisierten oder fokalen Epilepsie. Sie gibt aber keine Erklärungen bestimmter Hirnvorgänge, wie z. B. der
Krampfentladungen (Jung [11]). Auch vermag die Elektrencephalographie nicht,
eine Krankheitsdiagnose zu stellen, sondern kann nur dazu beitragen, ebenso wie die
anderen ärztlichen Hilfsmethoden, z. B. die Elektrokardiographie, die Röntgenunter-
suchung usw.

Gegenüber einer Reihe anderer diagnostischer Untersuchungsmethoden, wie
z. B. der Blut- und Liquoruntersuchung, der Pneumencephalographie, der Carotis-
angiographie, aber auch gegenüber vielen psychologischen Testuntersuchungen
hat die Elektrencephalographie folgende Vorteile:

1. Sie ist jederzeit ambulant durchzuführen, für den Patienten schmerzlos und
stellt keinen Eingriff in seine körperliche Integrität dar.

2. Sie ist immer wieder reproduzierbar.

3. Sie ist nicht mit Gewöhnungserscheinungen verbunden.

Dem entgegen steht der begrenzte Aussagewert der Elektrencephalographie als
einer *zeitgebundenen funktionsdiagnostischen Untersuchungsmethode*, die nur Aussagen über
den gegenwärtigen Zustand der bioelektrischen Tätigkeit der Großhirnrinde der
Konvexität zuläßt, wie sie sich beim Abgriff von der Kopfschwarte ergibt, und von
daher Rückschlüsse auf gröbere Störungen der Hirnrindentätigkeit — unter evtl.
Einbeziehung tiefer gelegener Hirnabschnitte — ermöglicht (Kornmüller [14]).
Der normale Befund einer EEG-Untersuchung sagt also nichts Grundsätzliches über

die Hirntätigkeit aus, auch nicht bei Wiederholung der Ableitung, wie man dies manchmal aus Untersuchungsbefunden herauszulesen vermeint.

Die praktische Bedeutung der Elektrencephalographie für die Neurologie hat für die *Psychiatrie* leider keine Entsprechung gefunden. Schon Berger [4] mußte seine ursprünglichen Erwartungen wieder aufgeben, daß die Registrierung der Hirnströme zur Lösung des Leib-Seeleproblems beitragen oder gar die Erforschung der sog. endogenen Psychosen erleichtern könne. Diese Einschränkung gilt in noch stärkerem Maße für die *Kinder- und Jugendpsychiatrie*, weil die Elektrencephalographie hier noch zusätzlich mit der Reifungsproblematik des Heranwachsenden belastet ist. Langsame Frequenzen, die im Erwachsenen-EEG überwiegend als pathologisch gelten, sind in bestimmten Altersstufen des kindlichen und jugendlichen EEGs die Regel und können hier geradezu ein Reifekriterium darstellen. Außer der Inkonstanz der EEG-Muster wirken sich noch die viel größere individuelle Variabilität der EEG-Kurven von Kindern und Jugendlichen, im Vergleich mit Erwachsenen, und deren stärkere Labilität gegenüber den verschiedensten exogenen und endogenen Reizen weiter erschwerend für die Beurteilung aus.

Diese Vorbemerkungen sollen verhindern, daß die Elektrencephalographie mit ihren faszinierenden Hirnströmen, bei aller Nützlichkeit, in ihrem Aussagewert für die neurologische und besonders für die psychiatrische Diagnostik, überfordert wird, was in Laienkreisen gern geschieht. Unbeschadet davon kann die Elektrencephalographie aber eine wertvolle Hilfe bei der Erkennung der cerebralorganischen Ursachen von Verhaltensstörungen im Kindes- und Jugendalter sein. Das gilt besonders für die *Diagnostik frühkindlicher Hirnschäden*, die in jüngerer Zeit zunehmende Beachtung gefunden haben und die heute unser Thema sind. Entsprechend der mir zur Verfügung stehenden knappen Zeit kann ich Ihnen dafür nur einige Beispiele geben. Ehe ich das tue, möchte ich Ihnen die wichtigsten normalen und pathologischen EEG-Phänomene in einem Übersichtsbild vorstellen und dabei auf deren Beziehungen zum frühkindlichen Hirnschaden eingehen (s. *Abb. 1*).

Auf der *linken Hälfte* sind die Hirnwellen abgebildet, die im allgemeinen *nicht paroxysmal* in Erscheinung treten. Zugleich wird hier ein Überblick über die normale bioelektrische Reifung gegeben, von den sehr langsamen 1 bis 3,5/sec δ-Wellen (S_3), die im Säuglingsalter (3. bis 12. Monat) besonders über den mittleren und hinteren Hirnregionen dominieren, über die langsamen 4 bis 7/sec ϑ-Wellen (S_2, S_1) mit ihrer Dominanz im Kleinkindalter (2. bis 5. Lebensjahr), die beim jüngeren Kleinkind mehr zentro-parietal, beim älteren mehr parieto-temporo-occipital lokalisiert sind, im Verlauf der Jahre an Frequenz zunehmen und stabiler werden, bis zu den 8 bis 13/sec α-Wellen (normal), die im jüngeren Schulkindalter (6. bis 10. Jahr) allmählich in den Vordergrund treten, um sich im älteren Schulkind- und Adoleszentenalter (10. bis 18. Jahr) als α-Rhythmus einer durchschnittlichen Frequenz von 10 bis 12/sec vorwiegend auf die Parieto-Occipitalregionen zu konzentrieren. β-Wellen einer Frequenz von 14 bis 30/sec (F_1, F_2) sind in dieser Altersstufe nicht selten und bevorzugen dann meist vordere Hirnregionen. Auf der *rechten Hälfte* der Abbildung sind die *paroxysmalen Potentialschwankungen* (Krampfpotentiale, Krampfströme bzw. Krampfstromeinzelabläufe und Krampfstromanfälle nach Kornmüller [14]) dargestellt, die besonders enge Beziehungen zum Formenkreis der Epilepsie haben und für die pathophysiologischen Vorgänge epileptischer Natur nahezu spezifisch sind. Auf einen frühkindlichen Hirnschaden, welcher das Gehirn von seiner frühesten

Entwicklung bis zum Abschluß der ersten Reifungsphase (ca. 5. Lebensjahr) betroffen hat, können folgende paroxysmale EEG-Veränderungen besonders hinweisend sein:

    a) *Petit mal variant* nach Gibbs [6, 7], mit längerer Dauer und stumpferem Spitzenpotential als die 3/sec „spikes and waves" des Petit mal in b, (1,5 bis 2/sec Krampfwellenvarianten nach Jung [10]), die sowohl generalisiert als auch fokal vor-

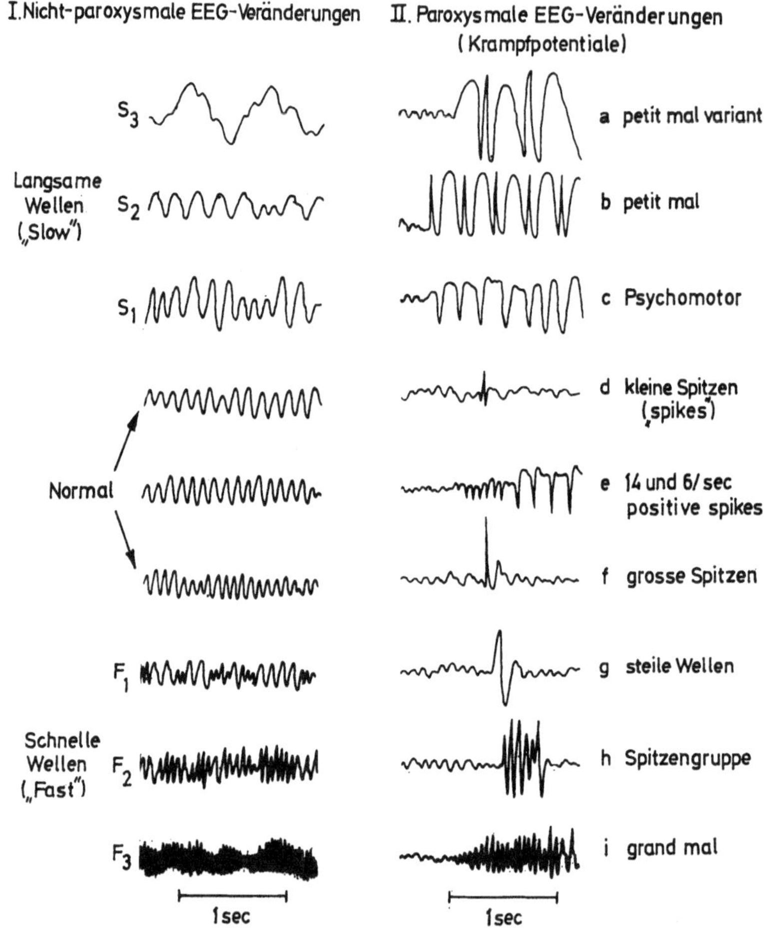

Abb. 1. Typen des normalen und pathologischen EEG. (Nach Gibbs [6], zit. bei Jung [10])

kommen können, bzw. auf beide Frontalregionen beschränkt bleiben. Sie sind eine charakteristische EEG-Form bei vielen Residualepilepsien nach frühkindlichen Hirnschäden infolge von Geburtstraumen oder im Säuglingsalter. Wahrscheinlich gehen sie auf tiefer im Subcortex gelegene Läsionen zurück.

    c) *Psychomotorwellen* der sog. psychomotorischen Epilepsie von Gibbs et al. [6, 7] (Dämmerattacken von Meyer-Mickeleit [22]), die vom vorderen Temporallappen einer Seite ausgehend (Temporallappenepilepsie) zur Gegenseite streuen („Spiegelfocus") oder sich sekundär bilateral synchronisieren können. Sie lassen sich im Anfall diffus über der Konvexität abgreifen, während im anfallsfreien Intervall nach

Jung häufig ein Focus negativ gerichteter Krampfpotentiale über der vorderen Temporalregion gefunden wird (s. d und f). Die Temporallappenepilepsie stellt die größte Gruppe der fokalen Anfallsleiden dar (ca. 50% nach Gibbs et al. [7]), weil der Temporallappen infolge seiner exponierten Lage zwischen Schädelkalotte, Schädelbasis und Tentorium besonders vulnerabel ist (z. B. Geburtstraumen mit Hippocampusherniation, Schädeltraumen mit Abschermechanismen am kleinen Keilbeinflügel), und weil die zugehörigen limbischen Formationen des Hippocampus und des Ammonshorns besonders krampfbereit sind. Hinter manchen unklaren Schmerzzuständen (z. B. Kopfschmerzanfällen, Nabelkoliken), Einnässen, nächtlichen Unruhezuständen, „Wegschreien, Konzentrationsstörungen, Schulschwierigkeiten, Ohnmachten, allzuhäufiges Stolpern" (Specht [29]) verbergen sich oft larvierte hirnorganische Anfälle, die meist zur Temporallappenepilepsie gehören. Die EEG-Ausbeute an temporalen Herden ist im Kindesalter sehr viel geringer als im Erwachsenenalter (25% bei der Erstuntersuchung nach Dumermuth [5]) und wird erst bei wiederholter Untersuchung größer. Bei mehrjähriger Beobachtung beträgt sie nach Bamberger u. Matthes [1] 63%. Die zusätzliche Ausbeute durch das Schlaf-EEG ist ebenfalls im Kindesalter sehr viel geringer als im Erwachsenenalter (u. a. Matthes [21]).

d, f, g, h) *Kleine Spitzen* („spikes"), *große Spitzen, steile Wellen, Spitzengruppen*. Sie finden sich nach Jung [10], zwar nur in 30 bis 40% der Fälle von symptomatischer Epilepsie auf Grund von frühkindlichen Hirnschädigungen, Schädel-Hirntraumen, Tumoren oder Gefäßprozessen, sind aber diagnostisch entscheidend für einen Krampffocus. Meist sind sie einseitig ausgeprägt, können aber auch in benachbarte Regionen oder zur Gegenseite irradiieren. Die steilen Wellen können über allen Hirnregionen vorkommen und sind über dem Focus meist nach negativ gerichtet.

e) *14 und 6/sec positive spikes* (Gibbs u. Gibbs [6, 7]) über den parieto- oder temporo-occipitalen Regionen. Ihre Zuordnung zur Epilepsie ist z. Z. noch strittig. Sie werden im Schulkindalter und in der Adoleszenz öfters gesehen als bei Erwachsenen und kommen nach Niedermeyer u. Knott [23] häufig bei Schwachsinn nach frühkindlichem Hirnschaden, bei aggressiv-antisozialen Kindern und Jugendlichen und bei Fällen mit paroxysmalen Kopfschmerzen vor. Diese EEG-Form findet sich gewöhnlich nicht im Wach-EEG, sondern vor allem bei starker Ermüdung und im Schlaf.

Die beschriebenen paroxysmalen EEG-Veränderungen können in großer interindividueller und auch intraindividueller Variationsbreite (z. B. im Verlauf der bioelektrischen Reifungsphase) mehr lokalisiert oder stärker generalisiert, hier symmetrischer, dort asymmetrischer, einmal rhythmischer ein anderes Mal dysrhythmischer in Erscheinung treten. Herdbefunde, insbesondere im Verein mit starken Allgemeinveränderungen weisen zu einem hohen Prozentsatz auf Residualepilepsien nach frühkindlichen Hirnschäden hin. Wenn z. B. bei einer Epilepsie im Anfallsintervall ein Herdbefund mit Krampfpotentialen und starken Allgemeinveränderungen festgestellt wird, so ist die Wahrscheinlichkeit, daß es sich um eine Residualepilepsie handelt, gegenüber einer idiopathischen oder traumatischen Epilepsie wie 6:1 (Jung [10]). Finden sich dagegen Allgemeinveränderungen und doppelseitige Krampfpotentiale ohne Herd, so ist die Wahrscheinlichkeit einer genuinen gegenüber einer symptomatischen Epilepsie wie 5:1.

Eine prognostisch besonders ungünstige Form paroxysmaler EEG-Veränderungen des Säuglings- und Kleinkindalters verdient schließlich noch Erwähnung, die

Hypsarrhythmie (Gibbs et al. [6, 7], bzw. die damit identischen „diffusen gemischten Krampfpotentiale" (Hess u. Neuhaus [8]), die in ca. 85% der Fälle von Blitz-Nick-Salaam-Krämpfen gefunden werden. Hier zeigen sich diffus ausgebreitete, polymorphe δ-Wellengruppen hoher Amplitude, die mit steilen Potentialen, scharfen Wellen („sharp waves") und Spitzen („spikes") wechselnder Lokalisation und Ausdehnung durchmischt sind. Die Spitzen sind typischerweise parieto-occipital vermehrt. Nach Dumermuth handelt es sich bei der Hypsarrhythmie um eine altersgebundene Reaktion des unreifen Gehirns auf Schädigungen verschiedenster Art, die aber nach dem 3. Lebensjahr nur noch selten gesehen wird. Dagegen werden die für die idiopathische Epilepsie charakteristischen paroxysmalen Muster der 3/sec „spikes and waves" (s. Petit mal in b) bei Folgezuständen nach frühkindlichen Hirnschädigungen für gewöhnlich nicht gesehen. Patienten mit frühkindlichen Hirnschädigungen können auch jahrelang anfallsfrei bleiben, ehe sich eine Epilepsie manifestiert. So treten 20% der Anfallsleiden nach frühkindlichen Hirnschäden jenseits des 20. Lebensjahres auf, so daß gar nicht selten die dann einsetzende Diagnostik erst im mittleren Lebensalter zur Annahme einer frühkindlichen Hirnschädigung führt (Huffmann [9]). Die dem akuten Insult folgende progressive Narbenbildung, die schließlich zum Anfallsleiden führen kann, nennt Penfield [25] „epileptogenic ripening". Er berichtet über Intervalle von 5 bis 30 Jahren. Paroxysmale EEG-Veränderungen können in der Zwischenzeit schon zur Beobachtung kommen und so Hinweise auf eine latente Epilepsie geben.

Aber auch *Allgemeinveränderungen* der hirnelektrischen Tätigkeit unterschiedlichen Grades können für einen frühkindlichen Hirnschaden sprechen. Im Rahmen des epileptischen Geschehens finden sie sich auch ohne paroxysmale Erscheinungen im Intervall meist als „mäßige Allgemeinveränderungen" mit Dominanz der ϑ-Wellen und mit vereinzelten δ-Wellen, entsprechend der Altersgruppe von 5 bis 10 Jahren (Jung [10]). Diese können sich je nach Schwere des Anfallsleidens bzw. in bestimmten Stadien (z. B. kurz nach einem epileptischen Anfall) auch zu „schweren Allgemeinveränderungen" steigern, bei denen die δ-Wellen des Säuglingsalters überwiegen und die ϑ-Wellen zurücktreten. „Leichte Allgemeinveränderungen" mit einem unregelmäßigen α-Rhythmus und mit eingestreuten ϑ-Wellen, wie sie im EEG älterer gesunder Kinder von 10 bis 14 Jahren häufig vorkommen, können auch auf einen frühkindlichen Hirnschaden zurückgehen, ohne daß es zur Entwicklung einer Residualepilepsie zu kommen braucht. Sie finden sich allerdings bei 5 bis 10% gesunder Erwachsener ebenfalls und haben deshalb zu dem Begriff der „konstitutionellen Dysrhythmie" geführt. Bei verhaltensgestörten Kindern und Jugendlichen werden Allgemeinveränderungen der hirnelektrischen Tätigkeit dagegen sehr viel häufiger gesehen und hier zu Prozentsätzen von 50 bis 80% der Fälle beschrieben (zitiert nach Schlange [28]). Zum Teil sind diese Allgemeinveränderungen Folgen frühkindlicher Hirnschädigungen, zum anderen Teil anlage- und erbbedingt (Jung [10]). Ihre Beurteilung im Kindes- und Jugendalter ist je nach der Altersstufe, in der sie diagnostiziert werden, durch die zuvor geschilderten bioelektrischen Reifungsvorgänge mitunter sehr erschwert. Hier kann es von Vorteil sein, wenn gleichzeitig stärkere *Seitenunterschiede* in der hirnelektrischen Tätigkeit symmetrisch gelegener Hirnabschnitte gefunden werden, die sich besonders in Form von örtlichen Verminderungen der Spannungsproduktion als Zeichen größerer defektgeheilter Läsionen äußern können. Dabei ist zunächst die Amplitudengröße nicht so wesentlich wie die Regelmäßigkeit der Wellenfolgen der betreffenden Herdseite, im Vergleich mit der gesunden. Kornmüller [14] spricht im Hinblick auf die Reduktion der α-Wellen des Erwachsenenalters hier von „Lückenbildung" und von „Diskontinuität". Diese Beschreibungen gelten aber vice versa auch für die altersgemäßen EEGs des Kindes- und Jugendalters mit ihren differierenden Frequenzbildern. Sie sind recht charakteristisch für die infantile cerebrale Hemiplegie und beruhen auf einem Ausfall eines größeren Ganglienzellenkomplexes, z. B. infolge eines porencephalen Defektes oder einer Hirncyste. Sie können aber auch auf Aplasien, Hypoplasien, Atrophien oder narbige Defekte der Hirnrinde des betreffenden Hirnteiles anderer nosologischer Zuordnungen zurückgehen, ohne daß sich derart schwere, neurologische und psychiatrische Defektsymptome finden lassen. Kleinere Hirnschäden können sich aber auch bioelektrisch völlig „stumm" verhalten — wenigstens, was die von der Schädelkalotte ableitbare elektrische Hirnaktivität angeht — und so ohne Befund bleiben.

Die *Häufigkeit pathologischer EEG-Befunde* bei frühkindlichen Hirnschädigungen wird unterschiedlich beurteilt. Nittner u. Steinmann [24] fanden bei ihrem Material von 121 Fällen eines bis zu einem gewissen Grade im Hinblick auf eine evtl. neurochirurgische Intervention ausgelesenen Kollektivs in 60% fokale und bilaterale Krampfaktivität, in 18% Allgemeinveränderungen, in 12% Herdveränderungen und nur in 10% Normalbefunde. Perlstein et al. [26] untersuchten 1217 Fälle von cerebraler Kinderlähmung im Alter von 3 Monaten bis zu 20 Jahren; 47% hatten einen oder mehrere Krampfanfälle. Diese waren am häufigsten in der spastischen Gruppe (63%). Schwere EEG-Abänderungen („abnormal electroencephalogram") wurden in 90% bei den Fällen festgestellt, die epileptische Anfälle in der Anamnese aufwiesen, wieder am häufigsten bei der spastischen Gruppe (ausgenommen die Paraplegien). Aber auch die Fälle ohne cerebrale Krampfanfälle zu irgendeinem Zeitpunkt ihres Lebens hatten fast zu 50% schwere EEG-Abänderungen, darunter zu 44% Krampfströme, wieder am häufigsten in der spastischen Gruppe (ausgenommen die Paraplegien). Während die EEG-Abnormitäten in den ersten 2 Lebensjahren selten waren, stiegen sie in der Altergruppe von 4 bis 6 Jahren steil zu einem Maximum an, um später wieder abzunehmen. Diese Prädilektion der 4 bis 6-Jahregruppe im Hinblick auf die Häufigkeit abnormer EEG-Befunde gilt für alle Formen frühkindlicher Hirnschädigungen mit oder ohne cerebrale Krampfanfälle. Hinsichtlich der Krampfpotentiale waren die „spikes" (single and multiple) $2^{1}/_{2}$mal häufiger als bei einer nicht ausgelesenen Epileptikergruppe (77% „spikes", 19% Hypsarrhythmie). 3/sec „spikes and waves" (s. b in Abb. 1) fanden sich nur zu 1% im Gegensatz zu 45% einer unausgelesenen Epileptikergruppe unter 10 Jahren. Von Interesse ist schließlich noch der Hinweis auf eine Focuswanderung der „spikes", die mit ansteigendem Alter von der Occipitalregion zur mittleren Temporalregion, später zur Parietalregion (mit Eintritt in die Pubertät), evtl. zur Frontalregion und schließlich mit der Adoleszenz zur vorderen Temporalregion geschieht. Dumermuth [5] fand andererseits bei 137 Fällen der „Beratungs- und Behandlungsstelle für cerebralgelähmte Kinder" des Kinderspitals Zürich bei 39% ein normales EEG oder einen Grenzbefund, wobei die hypotonen Formen relativ häufiger (57%) normale Befunde aufwiesen als die Spastiker (35%), und sich die Dyskinesien etwa in der Mitte hielten. Zwei Drittel der Fälle mit pathologischen EEGs zeigten Krampfströme. Allgemeinveränderungen verschiedener Ausprägung, aber meist leichteren Grades, waren häufig und auffallend. Oft waren auch β-Wellen abnorm vermehrt.

Fokale langsame Wellen und δ-Rhythmen traten hingegen relativ zurück. Die kontralaterale Depression war ein charakteristischer Befund.

Durch *Provokationsmethoden* (Hyperventilation, Photo- bzw. auch Phonostimulation, Schlaf) kann die Ausbeute an abnormen EEG-Befunden bei frühkindlichen Hirnschädigungen gesteigert werden. Das gilt besonders für die Krampfpotentiale und für die Asymmetrien in der hirnelektrischen Tätigkeit symmetrisch gelegener Punktepaare beider Hemisphären, die sich vorzugsweise in Form von Reduktionsbefunden langsamer Wellen, steiler Wellen (z. B. „biparietal humps"), Krampfströmen und 14/sec Schlafspindeln (Perlstein et al. [26]) auf der Herdseite, bzw. über der Gegend der Läsion äußern können. Das EEG läßt aber für sich allein keine sichere Seitendiagnose des Herdes zu, sondern muß dazu seine Ergänzung durch die anderen nervenärztlichen Untersuchungsmethoden finden, insbes. durch den neurologischen Befund und die Pneumencephalographie (Nittner u. Steinmann [24]). So heben Perlstein et al. [26] hervor, daß ein Drittel ihrer hemiplegischen Patienten bilaterale EEG-Abnormitäten zeigte.

Die *Problematik* der elektrencephalographischen Untersuchung bei der Diagnostik frühkindlicher Hirnschäden möchte ich Ihnen nun an einem *Begutachtungsfall* (Lohmann [20]) kurz erläutern:

Vor mehreren Jahren erhielten wir im Max-Planck-Institut für Hirnforschung, Physiologische Abteilung, Göttingen, von einem Oberversicherungsamt in einem Berufungsverfahren mehrere EEG-Kurven mit leichten hirnelektrischen Allgemeinveränderungen zur Begutachtung zugesandt. Die 26jährige Pat. hatte Jahre vorher als junges Mädchen angeblich einen „schweren Schädelunfall" durch Sturz auf den Hinterkopf bei Glatteis erlitten. Seither bestand eine starke vegetative und psychische Labilität. Jetzt war es zu einem zweiten Schädeltrauma gekommen, das von der Mehrzahl der Vorgutachter als Bagatellunfall gewertet wurde. Bald nach der Aufnahme einer neuen Arbeit als Sekretärin war ihr in der Mittagspause auf dem Hof der Firma der Wagenschlag eines Lastkraftwagens auf den Kopf gefallen. Die vegetativen und psychischen Störungen, die kurz zuvor erst nach längerer Zeit abgeklungen waren, flammten nun erneut und sehr verstärkt wieder auf. Schwerer organischer Hirnschaden hier und massive Rentenneurose dort, so lauteten die Urteile der untersuchenden oder gutachtenden Ärzte. Wir konnten auf Grund der Akten zu keinem Urteil kommen und untersuchten deshalb die Pat. noch einmal eingehend hirnelektrisch nach. Äußerlich und in ihrem Verhalten bot sie das typische Bild einer Unfallbzw. Rentenneurose. Im *EEG* fanden sich auch bei uns wieder leichte bis mäßige Allgemeinveränderungen mit einem Überwiegen der ϑ-Wellen unterschiedlicher Amplitude, Frequenz und Rhythmizität, mit relativ stark ausgeprägten und meist frequenzerniedrigten β-Wellen, mit einem sehr unregelmäßigen und meist durch kurzes Augenöffnen nicht zu hemmenden α-Rhythmus sowie mit vereinzelten δ-Wellen kleiner Amplitude. Mitunter traten amplitudengroße ϑ-Wellen symmetrisch über beiden Frontalregionen in Erscheinung („f-Wellen" nach Kornmüller [14]). Außerdem fanden sich wechselnde Seitenunterschiede in der hirnelektrischen Tätigkeit symmetrisch gelegener Punktepaare beider Hemisphären, auch über vorderen Hirnabschnitten, die hinsichtlich ihrer Lokalisation und ihres Ausmaßes nicht mehr als physiologisch angesehen werden konnten. Es war aber nicht möglich, einen klaren Herdbefund zu ermitteln. Siehe *Abb. 2*, die fortlaufende unipolare Registrierungen von einem occipitalen Punkt (9) zur Darstellung bringt.

Die wiederholten EEG-Untersuchungen schienen also die Diagnose eines organischen Hirnschadens zu bestätigen, wobei dem ersten Schädeltrauma eine bedeutendere Rolle zugemessen werden mußte als dem zweiten Bagatellgeschehen. Nicht dazu paßten konstitutionsbiologische Anomalien, wie eine angedeutete Balkonstirn, Pigmentmale an der Stirn und im Nacken, auffällig verkürzte Kleinfinger beiderseits, eine Hypotonie der Skeletmuskulatur mit extremer Überstreckbarkeit aller Gelenke, besonders der Ellenbogen. Neurologisch wurden immer nur inkonstante Mikrosymptome (geringe Mydriasis und Abducensschwäche rechts, Abweichen der Zunge nach links, abgeschwächte Reflexe und

Dysdiadochokinese links) in Verbindung mit einer allgemeinen Hyporeflexie beobachtet. Sicherheitshalber ließen wir noch eine *Röntgenübersichtsaufnahme des Schädels* anfertigen, die einen ungewöhnlich dünnen Hirnschädel mit ballonförmig vorgewölbter Stirn, mit vertieften Impressiones digitatae, mit klein angelegten, scheinbar pneumatisationsgehemmten Stirnhöhlen ergab, und dessen wolkiges Aussehen den Verdacht auf eine schon länger be-

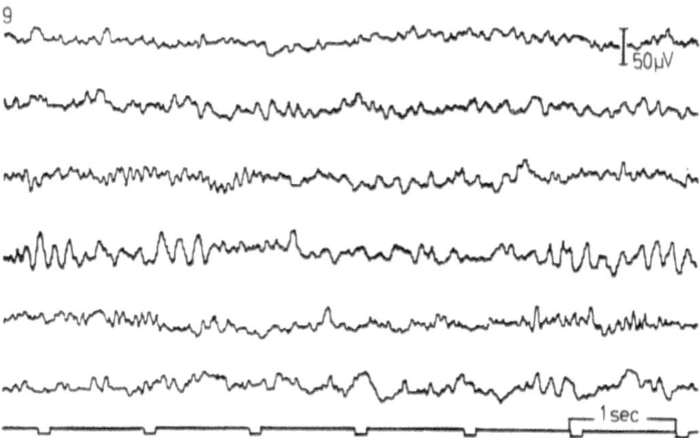

Abb. 2. Allgemeinveränderungen der hirnelektrischen Tätigkeit nach zwei Bagatelltraumen des Schädels bei 26jähriger Pat. mit frühkindlichem Hirnschaden (Zangengeburt). Fortlaufende unipolare Ableitungen von einem occipitalen Punkt (9) gegen das kontralaterale Ohr

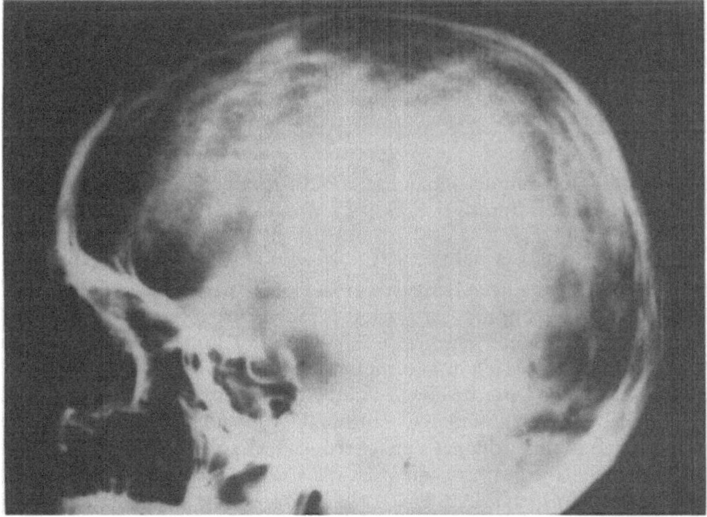

Abb. 3. Röntgenübersichtsaufnahme des Schädels seitlich bei derselben Patientin

stehende intrakranielle Drucksteigerung erweckte. Der als Zusatzgutachter hinzugezogene Röntgenologe glaubte aber, diesen Verdacht nicht bestätigen zu können (s. *Abb. 3*). Dagegen wies dieser überzeugend an Hand aller seit dem ersten Schädeltrauma beigeholten Röntgenaufnahmen nach, daß es weder beim ersten Unfall noch beim zweiten zu den von einzelnen Untersuchern beschriebenen Frakturlinien gekommen war, und daß die entsprechenden Befunde auf Täuschungen beruhten.

Monate später wurde die Pat. im Zuge des weiter anhaltenden Rentenstreites endlich zum ersten Mal in eine neurologische Klinik aufgenommen, wo auch ein *Pneumencephalogramm* angefertigt wurde, das einen massiven, nahezu symmetrischen Hydrocephalus internus ergab (s. *Abb. 4*). Nun gab die Mutter der Pat. auf Befragen an, daß diese eine Zangengeburt gewesen sei, und daß der Schädel bei der Geburt deformiert war, auch hätten Blutergüsse im Gesicht und im Nacken bestanden. Neurologische Symptome waren nicht in Erscheinung getreten. Aber psychisch war die Pat. immer auffällig gewesen, leicht erregbar, labil, unstet und abnorm erschöpfbar. Später hatten sich zunehmende neurotische Wesenszüge hinzugesellt, die die Pat. zahlreiche Berufsausbildungen anfangen, aber keine planmäßig zu Ende führen und so immer unzufriedener mit sich und mit ihrer Umwelt werden ließ. Wir haben es also hier mit einer „prodysklinen Konstitution" zu tun, wie Kretschmer [15, 16, 17] und Koch [12, 13] es genannt haben, d. h. einer „exogenen Frühablenkung anlagemäßiger Entwicklungstendenzen" auf der Grundlage eines frühkind-

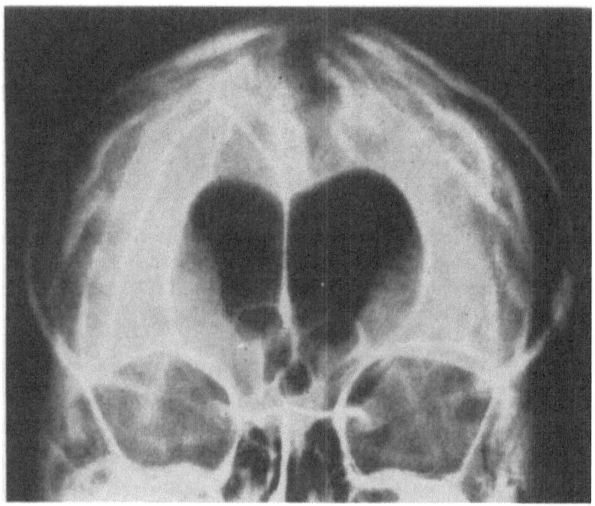

Abb. 4. Pneumencephalogramm derselben Pat. AP-Aufnahme mit ausgeprägtem, leicht asymmetrischem Hydrocephalus internus

lichen Hirnschadens infolge eines Geburtstraumas. Diese stellt aber nur die Matrix dar, auf der sich erlebnisbedingte Faktoren der frühen Kindheit und Jugend so nachteilig für die Persönlichkeitsentwicklung auswirken konnten. Im Alter von 4 Jahren war die Ehe der Eltern geschieden worden. Der Vater kümmerte sich von da ab nicht mehr um das Schicksal seines Kindes und um seine Unterhaltsverpflichtungen und mußte öfters gerichtlich belangt werden. Die Mutter heiratete später ein zweites Mal. Aber auch diese Ehe mit einem angeblich „verbrecherischen Mann", der als Versicherungsvertreter den Entschädigungsanspruch anläßlich des ersten Schädeltraumas mit großem Erfolg durchgefochten hatte, scheiterte ein Jahr vor dem zweiten Unfall.

Lempp [19] hat auf diese Zusammenhänge zwischen frühkindlicher Hirnschädigung und neurotischer Persönlichkeitsentwicklung hingewiesen. Unser Fall unterstreicht aber auch Bennholdt-Thomsens [2] Warnung vor einer „einseitigen Blickwinkeldiagnose" und bestätigt Villingers [31, 32] wiederholte Hinweise auf die polyätiologischen Möglichkeiten des Einzelfalles. Das EEG kann hier wohl Anhaltspunkte geben, aber erst zusammen mit den anderen Untersuchungsmethoden die richtige Diagnose ermöglichen.

Die wichtige Rolle der Elektrencephalographie bei der Diagnostik der cerebral-organischen Ursachen von Verhaltensstörungen im Kindes- und Jugenalter wird ergänzt durch ihre Funktion bei der *Kontrolle der medikamentösen bzw. operativen Behandlung*. Das gilt wieder in erster Linie für die paroxysmalen EEG-Veränderungen. Dabei darf allerdings nicht außer acht gelassen werden, daß das EEG nur einen momentanen Ausschnitt aus dem Ablauf der Hirnfunktionen mit all ihren Schwankungen wiedergibt, und daß eine Ab- oder Zunahme der Paroxysmen ohne Miterfassung der übrigen Umstände des Untersuchungsergebnisses (Veränderung des Lebensalters, körperlicher und psychischer, insbesondere emotionaler Zustand zum Zeitpunkt der Ableitung mit etwa bestehenden Infektions- oder anderen Körperkrankheiten, bzw. „Stress"-Situationen u. a.) nicht voreilig zur Annahme eines Behandlungserfolges verleiten darf (Kugler [18]). Jedoch ergeben sich aus regelmäßigen EEG-Kontrollen über einen längeren Zeitraum immer wertvolle zusätzliche Hinweise für die therapeutische Führung insbesondere von Epileptikern. „Trotz Therapie zunehmende Verschlechterung der EEG-Befunde mahnt zur Vorsicht, und beim anfallsfreien Patienten warnt das Weiterbestehen von hypersynchroner Aktivität vor dem vorzeitigen Absetzen der Medikamente" (Dumermuth [5]). Bei der Beurteilung von EEG-Befunden unter medikamentöser Therapie muß auch berücksichtigt werden, daß die antiepileptische oder psychopharmakologische Medikation für sich schon die hirnelektrische Aktivität verändern kann, in erster Linie in Form diffus vermehrter β-Aktivität, bei hochdosierter Therapie aber auch in Form von mehr oder weniger ausgeprägten Allgemeinveränderungen. Für die verschiedenen Fragen der Kontrolle der medikamentösen Therapie mit Hilfe des EEGs haben u. a. Pond [27], Kugler [18], Dumermuth [5] anschauliche Beispiele gegeben.

Die Rolle der Elektrencephalographie bei der Überwachung des *operativen Behandlungserfolges* wird abschließend am Beispiel eines Falles von *Hemisphärektomie* (Prof. Tönnis) bei infantiler cerebraler Hemiplegie mit schwersten cerebralen Krampfanfällen und Verhaltensstörungen nach frühkindlichem Hirnschaden (Kaiserschnittentbindung, Asphyxie) dargestellt.

Im 1. Lebensjahr traten bei dem Jungen rechtsseitige Jackson-Anfälle auf, vom 2. Lebensjahr an generalisierte tonisch-klonische Krampfanfälle, zuletzt so häufig und stark, verbunden mit einer schweren Wesensveränderung, daß die Hemisphärektomie als letzte therapeutische Maßnahme im Alter von 6 Jahren erforderlich wurde (s. *Abb. 5 A*). Hier zeigen sich *vor der Operation* bei bipolaren symmetrischen Reihenableitungen nach dem Schema von Kornmüller [14] generalisierte Krampfwellenvarianten (vgl. Abb. 1, a) frontaler Betonung, die von einer linksseitigen Hemiatrophia cerebri ausgehen. Beachte die Punktepaare 1—5 (frontopolar—zentral links) und 2—6 (frontopolar—zentral rechts) sowie 11—15 (frontobasal-lateral—temporal-post. links) und 12—16 (frontobasal-lateral—temporal-post. rechts). Auffällig sind weiter die Lückenbildungen, Diskontinuitäten und Reduktionsbefunde der meisten linksseitigen Ableitungspunkte (ungerade Zahlen) im Vergleich mit den jeweils darunter gelegenen, symmetrisch angeordneten, rechtsseitigen Ableitepunkten (gerade Zahlen). Diese treten am deutlichsten auf dem Punktepaar 17—19 (frontolateral—parietolateral) in Erscheinung, dem hirnelektrischen Zentrum der Läsion. Schon bei den hirnelektrischen Kontrollen bald nach der Operation zeigte sich ein normalisiertes EEG, das auch in der Folge regelrechte Verhältnisse und eine altersgemäße Reifung erkennen ließ, zugleich mit einem prompten Sistieren der epileptischen Anfälle und einer Zurückbildung der schweren Wesensveränderung, so daß eine Einschulung in die Sonderschule möglich wurde. Die EEG-Kontrolle *ein Jahr nach* der linksseitigen Hemisphärektomie ergibt auf allen linksseitigen Ableitepunkten eine hochgradige Reduktion der hirnelektrischen Tätigkeit (ungerade Zahlen), während die rechtsseitigen, symmetrischen Ableite-

punkte jetzt ein altersgemäßes EEG ohne paroxysmale Veränderungen erkennen lassen
(gerade Zahlen) (s. *Abb. 5B*).

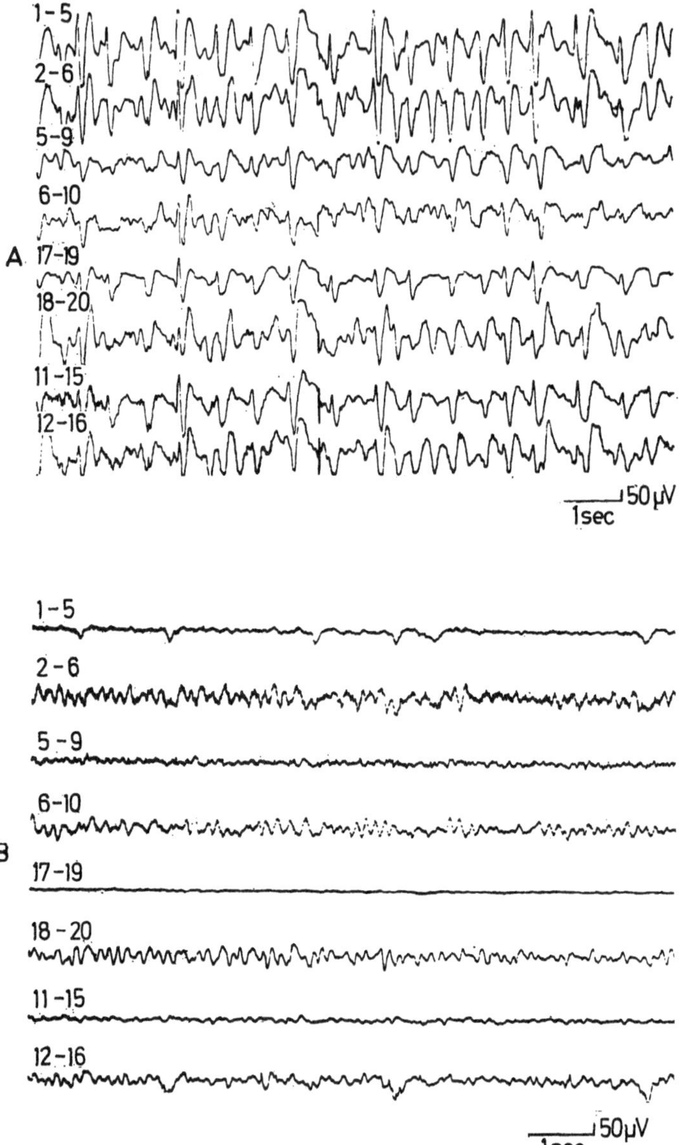

Abb. 5A u. B. EEG-Kontrolle des operativen Behandlungserfolges bei 6jährigem Jungen
mit infantiler cerebraler Hemiplegie rechts, generalisierten Krampfanfällen und schweren
Verhaltensstörungen nach frühkindlichem Hirnschaden (Sectio caesarea, Asphyxie) mit
Hemiatrophia cerebri links. A Generalisierte Krampfwellenvarianten mit Lückenbildungen
und Diskontinuitäten der Hirnwellen links (ungerade Zahlen) vor dem operativen Eingriff.
Bipolare Reihenableitungen symmetrisch gelegener Punktepaare nach dem Schema von
Kornmüller [14]. B Normalisierung der hirnelektrischen Tätigkeit der rechten Hemisphäre
ein Jahr nach linksseitiger Hemisphärektomie (Prof. Tönnis). Hochgradige Reduktion der
hirnelektrischen Tätigkeit auf der Hemisphärektomieseite (sog. „stilles EEG")

Damit habe ich Ihnen einen Überblick der EEG-Diagnostik bei frühkindlichen Hirnschäden mit den daraus resultierenden Verhaltensstörungen und Fehlentwicklungen der Persönlichkeit gegeben. An zwei Beispielen habe ich versucht, Ihnen die Möglichkeiten und Schwierigkeiten der hirnelektrischen Untersuchungsmethode bei diesen Fällen anschaulich zu machen.

Zusammenfassend kann gesagt werden, daß die Elektrencephalographie bei kritischem Gebrauch und zusammen mit den übrigen ärztlichen und klinischen Untersuchungsmethoden gute Dienste zur Aufdeckung der cerebralorganischen Ursachen von Charakteropathien und Neurosen leistet. Das gilt besonders für die Erkennung frühkindlicher Hirnschäden, die einen so großen Prozentsatz schwererziehbarer Kinder und Jugendlicher ausmachen.

Literatur

1. Bamberger, Ph., Matthes, A.: Anfälle im Kindesalter. Basel-New York: Karger 1952.
2. Bennholdt-Thomsen, C.: Zur Entstehung kindlicher Verhaltensstörungen. Dtsch. med. Wschr. **79**, 1326—1331 (1955).
3. Berger, H.: Über das Elektrencephalogramm des Menschen. 1. Mitteilung. Arch. Psychiat. Nervenkr. **87**, 527—570 (1929).
4. — Das Elektrencephalogramm des Menschen. Nova Acta leopoldina, N.F. **6**, Nr. 38 (1938).
5. Dumermuth, G.: Elektrencephalographie im Kindesalter. Stuttgart: Thieme 1965.
6. Gibbs, F. A.: Der gegenwärtige Stand der Elektrencephalographie. Arch. Psychiat. Nervenkr. **183**, 2—11 (1949).
7. — Gibbs, E. L.: Atlas of electrencephalography, 2nd ed., Vol. II. Epilepsy. Cambridge, Mass.: Addison-Wesley 1952.
8. Hess, R., Neuhaus, Th.: Das Elektroencephalogramm bei Blitz-Nick-Salaam-Krämpfen und bei andern Anfallsformen des Kindesalters. Arch. Psychiat. Nervenkr. **189**, 37—58 (1952).
9. Huffmann, G.: Das neurologische und psychische Defektsyndrom bei frühkindlichem Hirnschaden. Stuttgart: Thieme 1968.
10. Jung, R.: Neurophysiologische Untersuchungsmethoden. II. Das Elektrencephalogramm (EEG). In: v. Bergmann, G., Frey, W. Schwiegk, H., Handb. inn. Med., 4. Aufl., Vol.V/1, pp. 1216—1325. Berlin-Göttingen-Heidelberg: Springer 1953.
11. — Neurophysiologie und Psychiatrie. XIII. Elektrencephalogramm (EEG) und Psychiatrie. In: Gruhle, H. W., Jung, R., Mayer-Gross, W., Müller, M., Psychiatrie der Gegenwart, Vol. I/1 A, S. 759—860. Berlin-Heidelberg-New York: Springer 1967.
12. Koch, H.: Zur Diagnostik prodyskliner Konstitutionen. In: Criança portuguesa, Ano XII, S. 1—10. Lisboa 1953.
13. — Konstitutionell und durch Hirnschäden begründbare Schwererziehbarkeit? Arch. Psychiat. Nervenkr. **206**, 489—503 (1965).
14. Kornmüller, A. E.: Klinische Elektrencephalographie. München: Lehmann 1944.
15. Kretschmer, E.: Psychotherapeutische Studien. Stuttgart: Thieme 1949.
16. — Körperbau und Charakter, 24. Aufl. Berlin-Göttingen-Heidelberg: Springer 1961.
17. — Medizinische Psychologie, 12. Aufl. Stuttgart: Thieme 1963.
18. Kugler, J.: Elektrencephalographie in Klinik und Praxis, 2. Aufl. Stuttgart: Thieme 1966.
19. Lempp, R.: Frühkindliche Hirnschädigung und Neurose. Bern-Stuttgart: Huber 1964.
20. Lohmann, R.: Die Bedeutung der prodysklinen Konstitution für die Hirntraumaforschung. In: Mehrdimensionale Diagnostik und Therapie, Festschrift zum 70. Geburtstag von Prof. E. Kretschmer, S. 260—266. Stuttgart: Thieme 1958.
21. Matthes, A.: Die psychomotorische Epilepsie im Kindesalter. Z. Kinderheilk. **85**, 455—471, 472—492, 668—685 (1961).
22. Meyer-Mickeleit, R.: Über die sog. psychomotorischen Anfälle, die Dämmerattacken der Epileptiker. Arch. Psychiat. Nervenkr. **184**, 271—272 (1950).

23. Niedermeyer, E., Knott, J. R.: Über die Bedeutung der 14- und 6 sec-positiven Spitzen im EEG. Arch. Psychiat. Nervenkr. **202**, 266—278 (1961/1962).
24. Nittner, K., Steinmann, H. W.: Klinik und Therapie symptomatischer Anfallsleiden. Stuttgart: Thieme 1959.
25. Penfield, W.: Epilepsy and the functional anatomy of the human brain. Penfield, W., Jasper, H. H. (eds.) Boston: Little 1954.
26. Perlstein, M. A., Gibbs, E. L., Gibbs, F. A.: The electroencephalogram in infantile cerebral palsy. Amer. J. phys. Med. **34**, 477—496 (1955).
27. Pond, D. A.: The EEG in paediatrics. In: Hill, D., Parr, G., Electroencephalography, 2nd ed., pp. 207—231. London: Macdonald 1963.
28. Schlange, H.: Elektroencephalographische Befunde bei Kindern mit Verhaltensstörungen und die sich daraus ergebenden therapeutischen Konsequenzen. Arch. Kinderheilk. **169**, 123—132 (1963).
29. Specht, F.: Fehldeutungen bei hirnorganischen Anfällen im Kindesalter. Med. Klin. **52**, 2233—2238 (1957).
30. Stutte, H.: Kinderpsychiatrie und Jugendpsychiatrie. In: Gruhle, H. W., Jung, R., Mayer-Gross, W., Müller, M., Psychiatrie der Gegenwart, Vol. II. S. 952—1087. Berlin-Göttingen-Heidelberg: Springer 1960.
31. Villinger, W.: Seelische Störungen im Kindesalter (Kinderpsychiatrie). In: Weygandt, W., Gruhle, H. W., Lehrbuch der Nerven- und Geisteskrankheiten, 2. Aufl., S. 489—554. Halle: Marhold 1952.
32. — Moderne Probleme der Jugendpsychiatrie. Nervenarzt **23**, 201—209 (1952).

Diskussionsbemerkungen zum Vortrag Lohmann

H. HARBAUER: Ich möchte in die schon sehr vorsichtigen und zurückhaltenden Formulierungen von Ihnen, Herr Lohmann, aus klinischer Sicht noch ein bißchen mehr Wasser hineinschütten. Ich bin kein Neurophysiologe, übersehe aber die Erfahrungen der kinderpsychiatrischen Klinik, die heute im allgemeinen von keinem Kind mehr durchlaufen wird, bei dem nicht einmal oder mehrfach ein Hirnstrombild abgeleitet wurde. Dabei ist doch, wenn man den gesamten Komplex der Anfallsleiden ausklammert, die klinisch-praktische Ausbeute im Hinblick auf die hier interessierende, isolierte Fragestellung, recht gering. Damit soll nicht die Bedeutung des EEG's für unsere Arbeit herabgesetzt werden. Auch zukünftig werden alle Kinder, die eine Institution durchlaufen, im Sinne einer Suchmethode elektrencephalographiert werden. Dabei meine ich aber, daß uns das Hirnstrombild, mit Ausnahme der Anfallsleiden und ihrer Grenzbereiche, für klinische Fragen nicht soviel bringt, wie es gelegentlich behauptet wird.

R. LOHMANN (Schlußwort): Die Elektrencephalographie ist eine diagnostische Hilfsmethode. Wir wissen, daß viele traumatische Hirnschäden, darunter auch die frühkindlichen, die natürliche Tendenz der Hirntätigkeit zur Homöostase haben, und dadurch mit der Zeit verdeckt werden. Sie sind zwar noch vorhanden, aber im EEG sehen wir ihre Folgen unter den üblichen Ableitungsmethoden, wie z. B. der Wachelektrencephalographie mit geschlossenen Augen, nicht mehr. Deshalb sind Provokationsmethoden nützlich, die für kurze Zeit das Gehirn, bzw. einzelne Systeme der Hirntätigkeit, also z. B. die Durchblutung im Hyperventilationsversuch, das Wach-Schlafsystem im Schlafversuch oder das optische System durch die intermittierende Photostimulation, stärkeren Belastungen oder Reizen aussetzen. Meist handelt es sich dabei um Methoden, die die hirnelektrische Tätigkeit, entweder mehr generalisiert oder mehr lokalisiert, stärker synchronisieren. Unter solchen supramaximalen Bedingungen treten dann mitunter Allgemein- und Herdbefunde in Erscheinung, wie z. B. Reduktionsherde, evtl. auch Krampfherde, die sonst latent bleiben. Selbstverständlich sagt ein positiver elektrencephalographischer Befund für sich allein noch nichts über die Psyche bzw. über die Psychopathologie des Untersuchten aus. Haben wir es jedoch mit einem diffus und schwer veränderten Krampfwellenbild zu tun, so können wir sagen, daß dieser Mensch in seiner „Tiefenperson", insbesondere in der Qualität seines Bewußtseins, seines Antriebs und seiner Affektivität gegenüber einem normalen mit einem ausgereiften EEG benachteiligt ist. In welcher Art und in welchem Umfange jedoch, ist Aufgabe entsprechender psychopathologischer Untersuchungen.

Zu Herrn Harbauers Interpretation noch ein eigener Fall: Ich habe in meiner Verwandtschaft ein Kind, das mit 7 Jahren einen schweren Schädelunfall erlitten hat. Da ich nun Elektrencephalographist bin — und Eccles sagt von den Elektrencephalographisten, daß sie von der Verfolgung der hirnelektrischen Potentiale oft so fasziniert sind, daß sie das wirkliche Problem beinahe nicht sehen, nämlich, wie zehntausend von Millionen einzelner Nervenzellen diese Wellen überhaupt hervorbringen — habe ich diesen Fall Jahr für Jahr weiter verfolgt. Im Alter von 7 Jahren nach dem Unfall noch ein unausgereiftes Bild, in dem viele ϑ-Wellen vorherrschten, und im Bereich der Traumastelle des rechten Schläfenlappens zahlreiche steile Potentiale in Erscheinung traten. Mit 9 Jahren waren noch Reduktionen und Lückenbildungen der jetzt vorherrschenden α-Tätigkeit im Bereich des rechten Temporalhirns zu erkennen. Mit 11 Jahren war das hirnelektrische Bild vollkommen normalisiert und ließ auch unter Belastungen keine Besonderheiten mehr erkennen. Das blieb auch so in den folgenden Jahren bis zum 20. Lebensjahr. Krampfstrom-verdächtige Potentiale ließen sich auch mit den verschiedensten Provokationsmethoden nie mehr zur Darstellung bringen. Das ist auch gar nicht erforderlich, denn wir wissen ja, daß die Resistenz gegenüber iktogenen Noxen ganz unterschiedlich ist, und daß nur eine begrenzte Anzahl von traumatisch Hirngeschädigten unter ungünstigen lokalisatorischen Bedingungen des Traumas, Erbanlagen und begünstigenden Lebensphasen zu elektrencephalographischen bzw. noch seltener zu klinischen Manifestationen eines Krampfanfalleidens disponiert ist. Dieser Junge hatte nun das Glück, nicht dazu disponiert zu sein, und er hat elektrencephalographisch und klinisch seinen traumatischen Hirnschaden in dieser Hinsicht völlig „ausgewachsen". Derjenige aber, der ihn vor dem Unfall gekannt und ihn nachher über den erwähnten Zeitraum hinweg regelmäßig in seinem Verhalten weiter verfolgt hat, der findet doch gelegentlich, daß noch Änderungen im psychischen Befund vorhanden sind, wie z. B. eine gewisse Verlangsamung, Umständlichkeit und verstärkte Erschöpfbarkeit. Elektrencephalographischer und psychopathologischer Befund haben sich nach dem Unfall also verschieden entwickelt und lassen nach einer längeren Kontrollzeit von Jahren keine Berührungspunkte mehr erkennen. Beide Untersuchungsmethoden erfassen verschiedene Hirnsysteme und Hirnfunktionen, die an zahlreichen Stellen miteinander verbunden sind, aber doch nicht so eng, daß die einen die anderen wechselseitig bedingen. In diesem Falle ist der psychopathologische Befund immer das feinere Untersuchungskriterium. Zusammenfassend möchte ich Herrn Harbauer antworten, daß er selbstverständlich richtig handelt, wenn er seine Patienten mit dem Verdacht auf einen frühkindlichen Hirnschaden fleißig elektrencephalographiert, aber dabei den Elektrencephalogrammen keine übertriebene Bedeutung, insbesondere nicht in der Negation, beimißt. Hier gilt ein positiver Befund viel mehr als ein negativer, selbst wenn dieser sich bei mehrfacher Untersuchung in der elektrencephalographischen Untersuchung wiederholt.

Im Hinblick auf die hohen Prozentzahlen abnormer EEG's die ja bei den einzelnen Untersuchern außerordentlich stark differieren, möchte ich den pädiatrischen Kollegen in ihrer Kritik durchaus recht geben. Ein Teil dieser hohen Prozentzahlen von 50 bis 70% von EEG's mit leichten und mittleren Allgemeinveränderungen — lassen wir die schweren einmal ganz weg — fallen ganz sicher unter den Tisch, wenn der Pädiater sie sieht, der mit der außerordentlich vielgestaltigen Reifungsproblematik des EEG's im Kindes- und Jugendalter vertraut ist. Und jemand, der nur Erwachsenenbilder sieht, tut sich sehr schwer in der Beurteilung kindlicher Hirnwellenbilder.

Auf eine Provokationsmethode möchte ich noch besonders hinweisen, die mir die natürlichste zu sein scheint, die Schlafableitung. Hier haben die großen Reihenuntersuchungen, vor allem von Gibbs und seinen Mitarbeitern, gezeigt, welche zusätzlichen Befunde sich damit noch aus den Hirnwellenbildern herausholen lassen. Medikamentöse Belastungsversuche sind dagegen von sehr viel geringerem Aussagewert, da sie die schon vorhandene große Variabilität des kindlichen EEG's z. T. noch beträchtlich verstärken.

Mit Herrn Lempp stimme ich überein, daß das EEG selbstverständlich kein Alleindiagnosticum zur Eruierung frühkindlicher Hirnschäden darstellt. Wenn wir uns der Grenzen dieser Untersuchungsmethode bewußt sind, sollte sie uns eigentlich nicht in die

Irre führen. Ihr Indikationsbereich kann als der einer relativ einfach zu handhabenden, für den Pat. schonenden und immer wieder reproduzierbaren Untersuchungsmethode recht weit gezogen werden.

Auf die Verlaufsuntersuchungen konnte ich in meinem kurzen Vortrag leider nicht ausführlicher eingehen. Einige Abbildungen habe ich Ihnen ja zeigen können, die den besonderen Wert langfristiger Verlaufsuntersuchungen deutlich machen. Wer die Möglichkeit hat, in einer kinderpsychiatrischen Praxis oder Klinik elektrencephalographisch Kinder vom frühen Kindesalter bis zur Adoleszenz und darüber hinaus planmäßig zu verfolgen, ist sicherlich allen anderen weit überlegen, die nur Querschnittsuntersuchungen durchführen. Es ist gewissermaßen das ideale Ziel, solche Verlaufsuntersuchungen in den Fällen, die hier zur Diskussion stehen, durchzuführen. Leider ist das in dem Umfange, der erwünschenswert wäre, praktisch nicht möglich.

Herr Mortier fragte mich noch, was ich von den 14 und 6/sec positiven Spitzen halte. Ich muß hier offen gestehen, daß ich sie selbst noch nie gesehen habe. Jedoch ist ihr erster Beschreiber, Herr Gibbs, einer der Pioniere der Elektrencephalographie, von einer derartigen wissenschaftlichen Sauberkeit und Untadeligkeit, daß ich nicht an ihrem Vorkommen zweifele. Gibbs hat so ziemlich das größte klinische EEG-Material der ganzen Welt mit einem außerordentlichen Fleiß und einer großen Geduld über viele Jahrzehnte seines Lebens hinweg gesammelt und in mehreren Bänden seines wohl klassisch zu nennenden EEG-Atlanten in mustergültiger Form dargestellt. Wenn Gibbs diese 14 und 6/sec positiven Spitzen in einem hohen Prozentsatz bei seinen Probanden gesehen hat, so kann man meines Erachtens diesen Befund nicht in Zweifel ziehen und nur über dessen Häufigkeit diskutieren. Hierbei muß hervorgehoben werden, daß sich dieser Befund gewöhnlich im Wach-EEG nicht findet, sondern hauptsächlich nur bei EEG-Ableitungen in hochgradiger Ermüdung sowie im Schlaf. Auch Niedermeyer, ein früher österreichischer Autor, der jetzt in Amerika arbeitet, hat diesen Befund bei einem größeren Prozentsatz seiner Probanden bestätigen können. Daß dieser Befund evtl. auch hinweisend auf einen frühkindlichen Hirnschaden sein kann, ist allerdings vorläufig noch eine Mutmaßung, die weiterer Beweise bedarf.

Abschließend darf ich noch einmal hervorheben, daß die klinische Elektrencephalographie in erster Linie eine phänomenologische Wissenschaftsmethode ist, die nur begrenzte diagnostische Hinweise gibt und für sich allein keine klinische Diagnose erlaubt.

Die forensische Beurteilung nach frühen Hirnschäden

P. H. Bresser, Köln

Mir ist die Aufgabe gestellt, zum Tagungsthema den forensisch-psychiatrischen Beitrag zu liefern. Ich werde also die schon von den verschiedenen Aspekten beleuchteten
Probleme so darstellen, wie sie der Gerichtssachverständige sieht. Dabei kann ich leider
nicht alle Spezialfragen anschneiden, wie es Herr Prof. Stutte in seinen einleitenden
Ausführungen in Aussicht gestellt hat. Ich werde nicht über die Fragen des Adoptions-
rechtes, des Vormundschaftsrechtes, des Jugendwohlfahrtsrechtes, des Entschädi-
gungsrechtes oder über die heilpädagogische Betreuung jugendlicher Rechtsbrecher
sprechen. Vielmehr möchte ich mich auf die jugendstrafrechtlichen Fragen beschränken, die im übrigen wohl auch den größten Teil unserer forensischen Tätigkeit ausmachen. Aus Zeitgründen kann ich leider viele Probleme auch nicht in der Differenzierung behandeln, wie es in einzelnen Punkten wünschenswert wäre. Viele Bemerkungen werden sehr kurz gefaßt sein, und einige andere wiederum habe ich absichtlich — vielleicht sogar etwas provozierend — pointiert, wobei ich jedoch immer
von ganz pragmatischen Aspekten ausgehe. Der Gerichtssachverständige ist ja ganz
anders als der Arzt oder der Wissenschaftler zu Entscheidungen aufgerufen, die er
nach dem derzeitigen Wissensstand und den derzeitigen Gesetzen zu treffen hat. Ich
kann vor Gericht nicht immer Zuflucht suchen bei der Feststellung, daß bestimmte
Untersuchungsserien noch nicht abgeschlossen sind und diese und jene Einzelfrage
noch zu klären wäre. Ich kann mich nicht auf das Wissen von morgen oder auf unab-
geschlossene Überlegungen von heute beziehen, sondern bin vielfach gezwungen,
mich auf Erfahrungen oder Maßstäbe von gestern zu beziehen, zumal ja auch die
heutigen Gesetze immer von gestern sind. Im übrigen dürfte das konservative Element
unserer Gesetze und unseres psychiatrischen Erkenntnisbesitzes nicht immer das
schlechteste Fundament unserer Sachverständigentätigkeit sein. So will ich also von
den beiden Hauptaufgaben, von den zwei Schwerpunkten der forensischen Beurteilung sprechen. Einerseits geht es um die psychologisch-psychiatrische Täterbeurteilung, also um eine Diagnose. Andererseits muß zu den rechtlichen Fragen
Stellung genommen werden.

Wir müssen uns zunächst mit der Diagnose der frühkindlichen Hirnschäden aus-
einandersetzen. Unkritische Darstellungen und fragwürdige Ergebnisse haben in den
letzten Jahren dazu geführt, sehr viele Mißverständnisse aufkommen zu lassen. Vor
einigen Jahrzehnten hat man ganz sicher bei der Beurteilung psychischer Auffälligkeiten, zumal im jugendlichen Alter, zuwenig an die Bedeutung der frühen Hirnschäden gedacht. Heute wird diese Diagnose aber von einigen Jugendpsychiatern zu
häufig gestellt und auf ganz strittige Befunde gestützt. Wenn etwa Gerhard Göllnitz
bei über 90% aller verhaltensgestörten Kinder eine frühkindliche Hirnschädigung
diagnostiziert hat, so widerspricht das jeder kritisch ausgewerteten klinischen

Erfahrung. Mit Hermann Stutte muß hierzu ausdrücklich festgestellt werden, daß solche Ergebnisse nur erzielt werden konnten, wenn unspezifische Mikrobefunde registriert und in ihrer pathognostischen Bedeutung überschätzt wurden. Auch Willi Enke hat in seinen einschlägigen Arbeiten den somatischen Befunden eine nicht immer überzeugende Akzentuierung verliehen. Schließlich seien aus der Monographie von Reinhard Lempp „Frühkindliche Hirnschädigung und Neurose" einige Punkte aufgegriffen, die mit besonderer Eindeutigkeit erkennen lassen, wie weit sich einzelne Autoren von der Basis der klinischen Psychiatrie entfernen. So ist schon die Postulierung von „subklinischen", also klinisch nicht erfaßbaren Hirnschäden ein der Spekulation Vorschub leistender Begriff. Weiterhin werden konstitutionsbiologische, also normalen Körpervarianten entlehnte Begriffe und Befunde den Symptomen einer frühkindlichen Hirnschädigung gleichgestellt. Bei den klinischen Untersuchungsbefunden werden auch minimale Ungeschicklichkeiten oft überbewertet und vorschnell als Ausdruck einer Hirnschädigung gedeutet. Außerdem ist auf die Feststellung Lempps hinzuweisen, daß er bei den Liquoruntersuchungen einen Zellwert schon von 6/3 Zellen als ein verdächtiges, wenn nicht gar pathologisches Symptom wertet. Eine solche Aussage ist mit den Ergebnissen der Liquorforschung nicht vereinbar und läßt erkennen, wie leicht die Akzente verschoben werden, wenn man einseitig auf das Sammeln von Symptomen einer Hirnschädigung ausgerichtet ist. Das Vorgehen dieser Art verstößt gröblich gegen die Gesetze einer gewissenhaften klinischen Diagnostik. Ein entscheidender Fehler liegt oft darin, daß eine Reihe von Spurensymptomen oder entfernt verdächtigen Befunden aufgereiht wird und damit die Diagnose dann gesichert erscheint. Ein einzelner verdächtiger Befund wird durch viele andere verdächtige Befunde in seiner Beweiskraft nicht gestützt. Mindestens muß immer ein beweisendes Symptom vorliegen, um überhaupt eine krankhafte Störung anzunehmen. Daneben können dann verdächtige Befunde als Indizien mitberücksichtigt werden. Aber auch neben einem oder mehreren beweisenden Befunden gewinnt ein nur verdächtiger Befund noch kein eigenständiges diagnostisches Gewicht. Jede klinische Diagnose muß aus der Zusammenschau vieler Faktoren und aus der sinnvoll gegliederten Erfassung von Syndromen erwachsen, sonst lassen sich bedenkliche Trugschlüsse nicht vermeiden. Das einfache Aufzählen von Einzelbefunden, die unkritische Berücksichtigung der verschiedensten Degenerationsstigmata und das Verwechseln von physiologischen Normvarianten mit echten Krankheitszeichen sind die häufigsten Ursachen für eine mißverständliche Diagnostik. Wenn wir mit solchen methodischen Unsicherheitsfaktoren in der forensischen Praxis arbeiten würden, könnten wir unserer Aufgabe niemals gerecht werden. Die Anleitung zu schlüssigen diagnostischen Gedankengängen ist die erste Voraussetzung für eine Gutachtertätigkeit vor Gericht. Leider treten immer wieder einige Sachverständige im Gerichtssaal auf, die mit nicht ausreichender diagnostischer Zuverlässigkeit, aber mit um so größerem Selbstbewußtsein und blendender Rhetorik dem Juristen einen schlechten Dienst erweisen. Das zeigt sich vor allem auch in Verbindung mit dem Begriff des frühkindlichen Hirnschadens. In solchen Fällen wird sehr häufig der Mangel an sachlicher Klarheit durch eine wohlmeinende Güte aufgewogen. Das kann zwar jedem Arzte hoch angerechnet werden, steht aber dem Sachverständigen nicht zu.

Wenn schon bei den körperlichen und daher objektiven Befunden so viele Unsicherheitsfaktoren gegeben sind, dann ist im Bereich der seelischen Faktoren erst recht ein Mangel an begrifflicher Klarheit zu erwarten. Das bestätigt sich nun auch überall. Wir kennen in der klinischen Psychiatrie eine Reihe psychischer Symptome, die nach organischen Hirnschäden auftreten, und wir wissen auch, daß die seelischen Auffälligkeiten im Sinne der sog. organischen Wesensänderung bei früh eingetretenen Einflüssen auf das Gehirn gegenüber den später erworbenen Störungen ein wenig variieren. Bei bestimmten Ausprägungsformen der seelischen Merkmale läßt sich unmittelbar auf einen organischen Defekt oder auch auf einen Hirnprozeß schließen. Insbesondere sind alle Formen eines auffallenden Antriebsmangels unmittelbar auf eine organisch begründete seelische Störung verdächtig. Selbstverständlich kann nicht jede Form der Faulheit und des Initiativemangels als organisches Symptom gewertet werden, aber manche Form des organischen Antriebsmangels wird als reine Faulheit verkannt. Das Symptom der Verlangsamung, die Zähflüssigkeit aller seelischen Reaktionen, der Mangel an Umstellfähigkeit und was man sonst noch an ähnlichen Ausprägungsformen nennen mag, sind Varianten des organisch begründeten Antriebsmangels. Das gleiche symptomatische Gewicht besitzt der Überschuß an Antrieb, den wir bei früh erworbenen Hirnschäden vielleicht noch etwas häufiger sehen als bei später aufgetretenen Störungen. Bei einem sehr unruhigen, ungesteuerten Kind oder Jugendlichen wird man stets einen organischen Hirnschaden erwägen müssen. Bestimmte Formen einer besonders situationsfremden Unruhe mit Rücksichtslosigkeit gegen Sachen und Mitmenschen sind fast schon beweisend für einen organischen Hirnschaden. Allerdings kann nun auch nicht jedes unruhige, lebhafte, schwer zu bändigende Kind als hirngeschädigt beurteilt werden. In Zweifelsfällen muß mindestens ein weiteres, insbesondere ein organisches Symptom, etwa eine pathologische Hirnstromkurve oder ein neurologischer Befund gefordert werden, um eine entsprechende diagnostische Zuordnung vorzunehmen. Neben diesen beiden Gegenpolen der Antriebsstörung hat noch die Neigung zu impulsiven Erregungen besondere symptomatische Bedeutung. Jugendliche oder auch Erwachsene, die bei sonst leidlich ausgeglichenem Antriebsspiel durch die geringsten Anlässe oder auch schon ohne erkennbaren Anlaß in größte Erregung oder in eine gereizt-aggressive Haltung geraten, können hirngeschädigt sein. Schließlich ist der Schwachsinn vor allem in der Kombination mit bestimmten Zügen einer Wesensänderung unmittelbar verdächtig auf eine Hirnschädigung.

Damit sind einige typische Symptome organischer Herkunft aufgezählt, deren der Kliniker noch eine ganze Reihe kennt, und die hier nicht alle ausführlicher dargelegt werden brauchen. Liegen seelische Auffälligkeiten dieser Art vor, dann ist es die Aufgabe der Diagnostik, entsprechende Klarheit über die Frage „organisch oder nicht" zu schaffen. Erst wenn die Diagnose geklärt ist, kann erörtert werden, inwiefern nun andere, gleichzeitig zu beobachtende Verhaltensauffälligkeiten dem organischen Schaden zugeordnet werden können und inwieweit möglicherweise milieureaktive Faktoren das Zustandsbild mitgestaltet haben.

Im Rahmen dieses Vortrages möchte ich nicht noch einmal ausführlicher begründen, daß wir unter der Diagnose einer früh erworbenen Hirnschädigung das Bild eines Defektzustandes verstehen, dessen Ursache wir in den meisten Fällen nicht weiter aufklären können. Es läßt sich auch aus der Besonderheit der Symptome nicht schließen, was als Ursache des Hirnschadens in Frage kommt. Gesundheitsstörungen in der späten Schwangerschaft, Beeinträchtigungen während der Geburt und Hirnschäden oder Hirnerkrankungen in den ersten Lebensjahren hinterlassen weitgehend gleichartige Bilder. Dabei kommt es entweder *nur* zu körperlichen Symptomen oder aber *nur* zu psychischen Folgeerscheinungen; in anderen Fällen treten lediglich epileptische Anfälle auf oder aber wir finden eine vielgestaltige Kombination psychischer und physischer Störungen. Keinesfalls kann man aus dem Nachweis von körperlichen Schädigungsfolgen auf seelische Begleiterscheinungen schließen, vielmehr kann überhaupt nur von einer organisch bedingten Wesensänderung gesprochen werden, wenn diese als solche erwiesen ist. Für die forensische Beurteilung fällt ausschließlich der psychische Befund ins Gewicht. Nur in ganz seltenen Fällen dürfte sich bei außergewöhnlichen Tatumständen oder in der Kombination mit einem epileptischen Anfallsleiden diskutieren lassen, ob auch ohne klinisch faßbaren seelischen Krankheitszustand ein offensichtlich organisch Geschädigter anders zu beurteilen ist als ein Geistes- und Gehirngesunder. Soviel ganz allgemein zum Diagnostischen.

In der gerichtsärztlichen Praxis ergeben sich nun eine Reihe spezifischer Probleme, die ich im einzelnen erläutern möchte. Zunächst ist die Frage zu besprechen, wie umfangreich im Rahmen einer Begutachtung die Untersuchungen durchgeführt werden müssen. Grundlage jeder Täterbeurteilung sind im wesentlichen vier Bereiche: Die Vorgeschichte mit einem möglichst objektiven Bericht über *früher gebotene Verhaltensauffälligkeiten*, dann die besonderen *Umstände der Tat*, die den Anlaß zur Begutachtung gibt, weiterhin die eingehende *Exploration des Täters* und schließlich bei Jugendlichen womöglich noch eine wenigstens kurzfristige *Beobachtung außerhalb des häuslichen Milieus*. Hinzu kommt selbstverständlich immer eine gewissenhafte neurologische Untersuchung. Wenn sich aus dem Gesichtsfeld dieser Erhebungen der Verdacht auf einen Hirnschaden ergibt, müssen weitere Untersuchungen durchgeführt werden. Liegt ein solcher Verdacht nicht vor, kann in der Regel auch auf weitere Untersuchungen verzichtet werden. Gelegentlich sieht sich der Gutachter zwar nach den Prozeßumständen oder angesicht eines behaupteten Hirnschadens gezwungen, den Nachweis einer geistigen Gesundheit oder eines intakten Gehirnes durch einen objektiven Befund zu belegen. Aber in solchen Fällen würden wir allenfalls ein EEG ableiten, also eine Hirnstromkurve, die uns den subtilsten Aufschluß über die Hirnfunktion liefert. Zur Regel kann man diese Untersuchung nicht machen. Es muß vielmehr auch bei forensischen Untersuchungen eine strenge Indikation vorliegen. Untersuchungsmaßnahmen sollten nicht nur im Rahmen jeder anderen Beurteilung, sondern gerade im Falle eines Gerichtsgutachtens sinnvoll und erforderlich sein. Dem zu Begutachtenden darf nichts zugemutet werden, was man von ihm auch unter anderen Umständen nicht verlangen würde.

Einige Bemerkungen muß ich in diesem Zusammenhang über die Hirnkammerluftfüllung machen. In unserer Klinik haben wir sie im Rahmen einer forensischen Begutachtung bei Jugendlichen oder Heranwachsenden noch niemals durchgeführt, und es dürfte sicher möglich sein, auf eine Pneumencephalographie bei Gerichtsgutachten gänzlich zu verzichten. Für die forensisch-psychiatrische Beurteilung ist nicht die Weite der Ventrikel von Bedeutung, sondern ausschließlich der psychische Zustand. Im übrigen gibt es bei der Darstellung der Hirnhohlräume eine so vielfältige Variationsbreite, daß die Bewertung der Befunde als ein besonders schwieriges Kapitel bezeichnet werden darf. Ohne zu verkennen, daß die Hirnkammerluftfüllung ein wichtiges Instrument der klinischen Diagnostik darstellt, läßt sich doch für die Beurteilung der Zurechnungsfähigkeit oder Reife daraus keinerlei Nutzen ziehen. Ein eindeutig weites Ventrikelsystem gibt sich immer auch im psychischen Befund zu erkennen. Demgegenüber sind eindeutig normale Hirnkammerkonturen ohne Erkenntniswert für den psychischen Zustand. Im Grenzbereich der Norm ergeben sich zahllose Fehlerquellen der Messung, so daß viele vermeintliche Abweichungen von der Norm ohne diagnostische Aussagekraft sind. Miniaturunterschiede gegenüber einer errechneten Durchschnittsnorm werden oft ganz sicher irrtümlich als Beweis eines Hirnschadens angesehen. So wie das Volumen und die Form des Gehirns schon unter ganz normalen Umständen eine große Variationsbreite erkennen lassen, so ist es auch bei den Hirnkammern. Leider stößt es auf ärztliche Bedenken, einmal eine größere Kontrollgruppe von gehirn- und geistesgesunden Menschen zu encephalographieren. Das Ergebnis wäre sicher sehr aufschlußreich und würde uns ein eindrucksvolles Bild von den Normvarianten liefern. In den Untersuchungen von Gerhard Göllnitz sind zweifellos viele Jugendliche unbegründeterweise als hirngeschädigt bezeichnet worden, nur weil die Seiten- oder Mittelkammern des Gehirns als „pathologisch" bezeichnet wurden, indem sie bestimmte mathematische Bedingungen nicht erfüllten. Diese Bedenken, die übrigens in mehreren eingehenden Untersuchungen von Werner Scheid und von mir weiter ausgeführt worden sind, verdienen auch in diesem Zusammenhang noch einmal der nachdrücklichen Betonung.

Die Überbewertung von Mikrobefunden und von unspezifischen Normabweichungen spielt nicht nur bei der Luftencephalographie, sondern auch bei der Elektroencephalographie eine große Rolle. Daß die Hirnstromkurve als Untersuchungsmethode auch im Rahmen der forensischen Begutachtung einen wichtigen Platz einnimmt, habe ich schon erwähnt. Es bedarf jedoch der methodenkritischen Auswertung der Rhythmusstörungen, um nicht aus jeder Dysrhythmie oder aus jeder minimalen Verlangsamung gleich auf einen Hirnschaden zu schließen. Finden wir verdächtige Befunde, so gewinnen diese nur im Zusammenhang mit anderen wichtigen Indizien einen gewissen Beweiswert. Aber selbst das eindeutig pathologische Hirnstrombild sagt wieder nichts über die seelischen Reaktionsweisen oder über die Frage der seelischen Störungen aus. Bei weitem ist nicht jeder Gehirnkranke auch geisteskrank oder geistesschwach. Jedem erfahrenen Psychiater sind viele Patienten bekannt, die ein eindeutig pathologisches Hirnstrombild haben und vielleicht sogar gelegentlich epileptische Anfälle bekommen, die aber voll verantwortlich und voll leistungsfähig in geistig und charakterlich sehr anspruchvollen Berufsstellungen seit Jahrzehnten tätig sind und an deren Zurechnungsfähigkeit man allenfalls unter ganz außergewöhnlichen Bedingungen zweifeln könnte.

Zu einem weiteren Gesichtspunkt muß ich noch Stellung nehmen, nämlich zu der Frage, inwieweit psychologische Testuntersuchungen im Rahmen der forensisch-psychiatrischen Begutachtung speziell zum Nachweis oder zum Ausschluß eines Hirnschadens anzuwenden sind. Ich halte solche Untersuchungen für entbehrlich. Wir können zwar im Rahmen unserer wissenschaftlichen Arbeit manchen Aufschluß über die Leistungsstörungen und Leistungsgrenzen der Hirngeschädigten gewinnen, und viele Testuntersuchungen haben einen besonderen Wert bei der Berufslenkung oder bei sonstigen Spezialberatungen. Für den Nachweis des frühkindlichen Hirnschadens sind Testergebnisse jedoch nicht über das hinaus aufschlußreich, was uns die übrige Beobachtung ergibt. In der Erziehungsberatungspraxis ist es mir wiederholt vorgekommen, daß aus umfangreichen Testergebnissen auf einen organischen Defekt geschlossen wurde, ohne daß sich dieser an Hand der klinischen Befunde oder auf Grund der Vorgeschichte irgendwie weiter wahrscheinlich machen ließ. Wir müssen in solchen Fällen an der Beweiskraft der isolierten Testbefunde zweifeln und haben daher für die forensischen Konsequenzen wieder nichts gewonnen.

Ich könnte mich noch mit weiteren Zusatzuntersuchungen und Laborbefunden befassen, um ihre Zweckmäßigkeit im Rahmen der forensischen Begutachtung kritisch zu beleuchten. Teilweise sind vor allem aus Hormonbestimmungen völlig irrige Schlüsse gezogen worden. Dabei denke ich etwa an die Arbeiten von Georg Destunis. Überall bestätigt sich die alte klinische Erfahrung: Wer viel untersucht, findet auch viel. Das heißt aber keineswegs, daß die vielen auf diese Weise gefundenen Fakten auch irgendwie von diagnostischer Bedeutung sind. Man würde nämlich sonst bei jedem praktisch gesunden Menschen irgendetwas von der Norm Abweichendes entdecken können, und würde damit leicht jede spekulative Verirrung fördern. Wir müssen als Diagnostiker das klinisch Belangvolle berücksichtigen und uns das Blickfeld nicht durch ein Gestrüpp von Befunden und Befündchen verdunkeln. Das enthebt uns nicht der Pflicht, sehr differenzierte Überlegungen und gegebenenfalls sehr subtile Einzelbefunde mitzuberücksichtigen, wenn die Erfassung des Syndroms diagnostische Zweifel offen läßt. Andererseits darf man nicht überall dort diagnostische Zweifel konstruieren, wo die allgemeine Erfahrung einhellige Beurteilungsmaßstäbe liefert.

Die für den Sachverständigen entscheidenden Überlegungen ergeben sich schließlich, wenn aus den diagnostischen Feststellungen die Einschätzung der rechtlichen Konsequenzen zu erfolgen hat. Die vorhergehenden Ausführungen haben wohl schon genügend deutlich gemacht, daß aus der Diagnose eines Hirnschadens, aus beweisenden körperlichen Befunden, aus Abweichungen in der Hirnstromkurve und aus anderen biologischen Befunden nicht unmittelbar auf psychische Störungen geschlossen werden kann und sich daher auch für die Beurteilung der Verantwortlichkeit, Zurechnungsfähigkeit oder Schuldfähigkeit noch keine zwingenden Folgerungen ergeben. Nur der eindeutige Nachweis von klinisch relevanten seelischen Auffälligkeiten, die nach der allgemeinen fachärztlichen Erfahrung auf eine organische Störung zu beziehen sind, rechtfertigt es, eine krankhafte Störung der Geistestätigkeit oder eine Geistesschwäche im Sinne des Gesetzes anzunehmen. Nach dem Wortlaut des Gesetzestextes ist aber noch eine graduelle Unterscheidung zu treffen. Die seelischen Störungen können so stark ausgeprägt sein, daß sie für bestimmte Tatumstände auf eine volle Zurechnungsunfähigkeit schließen lassen. Sie können auch geringer, jedoch so erheblich sein, daß von einer verminderten Zurechnungsfähigkeit gesprochen werden muß. Sind sie dagegen wohl erkennbar, aber nicht von erheblichem Einfluß auf die Einsichts- und Willensfähigkeit, dann wird man auch die Zurechnungsfähigkeit nicht als vermindert oder aufgehoben ansehen können. In diesem Punkt ist selbstverständlich eine Differenzierung nach den verschiedenen Straftatbeständen erforderlich. Sind bei einem nachgewiesenen Hirnschaden die seelischen Auffälligkeiten nur sehr geringgradig ausgeprägt, dann wird bei einer Impulshandlung eher an eine Beeinträchtigung der Willensbestimmbarkeit zu denken sein als bei einem einfachen Diebstahl. Bei jedem besonnen ausgeführten Delikt kann eine Minderung der Verantwortlichkeit nur angenommen werden, wenn grobe psychische Ausfallserscheinungen und erhebliche Behinderungen der sozialen Anpassung vorliegen.

Hat der Hirnschaden vorwiegend oder ausschließlich zu dem Symptom des Schwachsinns geführt, dann sind alle Konsequenzen zu ziehen, wie sie üblicherweise

für die Geistesschwäche angewandt werden. Für einfache Diebstähle muß man in
der Regel genügend Einsicht unterstellen. Bei weniger überschaubaren Umständen
dagegen und vor allem für Straftaten, bei denen der innere Tatbestand etwas differenzierter ist, wie beispielsweise schon bei der Hehlerei, kann ein Schwachsinniger
nicht in gleichem Maße als einsichtsfähig beurteilt werden. Steht nicht der Schwachsinn, sondern die Wesensänderung im Vordergrund, dann sind eigene Maßstäbe der
Beurteilung anzulegen, die man schwerlich in Kürze erläutern kann. Ganz allgemein
dürfte jedoch gelten: Bei jeder ausgeprägten Form einer Wesensänderung, die man
auch Charakteropathie oder Encephalopathie nennen kann, ist eine verminderte Verantwortlichkeit zu unterstellen, sofern nicht die Besonderheit des Straftatbestandes
zu außergewöhnlichen Folgerungen zwingt. Von Zurechnungsunfähigkeit wird im
Einzelfall nur die Rede sein können, wenn schwere seelische Folgezustände vorliegen,
vor allem wenn eine Kombination von erheblichem Schwachsinn und groben
Wesensauffälligkeiten gegeben ist.

Das Gespräch über die forensische Bedeutung der frühen Hirnschäden ist vor
allem sehr in Gang gekommen, nachdem das Jugendgerichtsgesetz die so besonders
unglücklichen Formulierungen über die Verantwortungsreife geschaffen hat. Die
methodischen Schwierigkeiten in der Anwendung des § 105 JGG sind in der Literatur schon zur Genüge beklagt worden, und es besteht nach den Worten des Gesetzes-
kommentators Gerhard Grethlein seltene Einmütigkeit darüber, daß dieser Paragraph
abzulehnen ist. Wir haben uns jedoch bislang noch damit abzufinden, und daher sind
auch einige Bemerkungen über den Zusammenhang von frühkindlichen Hirnschäden
und seelischer Reife zu machen. Der früh erworbene Hirndefekt führt, wenn er sich
überhaupt im Seelischen auswirkt, zu Fehlentwicklungen oder auch zu Minderent-
wicklungen des Intellektes oder des Charakters. Jeder Hirngeschädigte erreicht zu
gegebener Zeit das ihm mögliche Reifeziel. Auf dem Wege dorthin wirkt er in
vielen Fällen retardiert. Sein Entwicklungszustand entspricht dann nicht den abstrakten Meßzahlen des Entwicklungs- oder des Intelligenzalters, so daß es nicht schwer
fällt, von einer seelischen oder geistigen Unreife zu sprechen. Eine methodenkritische
Besinnung läßt jedoch erkennen, daß die Gleichsetzung von Entwicklungsdefekten
und Entwicklungsverzögerungen mehr als problematisch ist. Der Hirngeschädigte
erreicht das Ziel seiner Reife in der Regel nicht früher und nicht später als der Hirngesunde. Die sehr oft kurzschlüssig aufgestellte Behauptung, ein Heranwachsender
sei wegen seiner Hirnschädigung und der dadurch bedingten seelischen Auffälligkeiten noch einem Jugendlichen gleichzustellen, muß als grundsätzlich anfechtbar
bezeichnet werden. Untersuchungen, aus denen hervorgeht, daß viele Minderbe-
gabte oder Hirngeschädigte erst relativ spät eine endgültige soziale Anpassung
erreichen, beweisen nicht, daß sich bis dahin noch eine seelische Reifung vollzieht.
Würde man den Zeitpunkt der beruflichen Verankerung oder die Konsolidierung der
Existenzgrundlage hier jeweils zum Maßstab der seelischen Reife machen, dann
müßte jeder Student als Spätreifer und mancher noch sehr jugendliche Geselle, der
damit sein berufliches Ziel erreicht und oftmals seinen Dauerarbeitsplatz eingenom-
men hat, als Frühreifer bezeichnet werden. Mit dem Begriff der sozialen Reife kann
man jeden psychologischen Reifebegriff verstümmeln. Die beliebte Redeweise von
der mehrdimensionalen Diagnostik hat auch in diesem Punkt große methodische
Verwirrungen gestiftet. Ich glaube, daß wir bei der Täterbeurteilung stets bestimmte
Konstanten des seelischen Soseins festzustellen haben, die entweder das Bild der

Wesensänderung oder aber das Bild einer individuellen Charakterprägung ausmachen. Ein vermeintliches Mehr oder auch Minus an Reife hat in aller Regel nichts mit verschiedenen Reifegraden, sondern vielmehr mit Wesensunterschieden zu tun. Bei der in § 105 JGG geforderten Reifebeurteilung scheint es mir von ausschlaggebender Bedeutung, diejenigen Wesensmerkmale zu erforschen, die eine günstige kriminologische Prognose stellen lassen, und sie von denen zu unterscheiden, die keine so günstige Entwicklung versprechen. Wenn wir nach der Intention des Jugendgerichtsgesetzes die erziehungsfähigen Heranwachsenden als die Unreifen bezeichnen, dann würden wir gerade die Hirngeschädigten am wenigsten berücksichtigen dürfen. Ihre vermeintliche Unreife ist eher ein Hindernis für die erzieherischen Einwirkungen des Maßnahmenkataloges im Jugendkriminalrecht. Ich kann aber alle Schwierigkeiten der Beurteilung hier nur in Stichworten anklingen lassen. Sonst könnte ich allein über diese Fragen einen eigenen Vortrag halten. Hervorgehoben sei nur noch einmal die Feststellung, daß es ein Maß für die seelische Reife im Jugendlichen- und Heranwachsendenalter nicht gibt. Wir sollten daher auch nicht die diagnostischen Anhaltspunkte für die Annahme einer frühkindlichen Hirnschädigung mit irgendwelchen postulierten Reifebegriffen vermengen. Das gilt auch im Rahmen der Reifeentscheidung nach § 3 des Jugendgerichtsgesetzes. Entweder liegt ein belangvoller seelisch-geistiger Defekt infolge Hirnschadens vor, dann ist die Verantwortlichkeit eines Jugendlichen unter dem Gesichtspunkt der verminderten oder aufgehobenen Zurechnungsfähigkeit zu beurteilen, weil es sich in solchen Fällen um echte Krankheitszeichen handelt, oder die seelischen Störungen sind so gering ausgeprägt, daß auch die daraus hergeleitete Behauptung einer ungenügenden Reife problematisch ist. Sicher gibt es seelische Zustandsbilder, bei denen man eine ungenügende Verantwortungsreife annehmen kann, aber sie sind bei Hirngeschädigten nicht regelmäßiger zu finden als bei Hirngesunden. Das gleiche gilt für die Frage der Erziehungsfähigkeit, die völlig unabhängig vom Nachweis oder vom Ausschluß eines Hirnschadens zu beantworten ist, wie letzthin auch Walter Gerson sehr deutlich ausgesprochen hat. Welche Kriterien mit bei der Beurteilung der Reife oder Erziehbarkeit maßgebend erscheinen, wäre sicher ein lohnender Diskussionsgegenstand, jedoch würde die weitere Erläuterung uns vom gestellten Thema abführen.

Ich fasse meine Ausführungen in einigen Kernsätzen zusammen, über die wir dann auch diskutieren können.

1. Die Diagnose einer frühkindlichen Hirnschädigung muß mit schlüssigen klinischen Kriterien gestellt werden. Die Auswertung von Mikrosymptomen hat unter der strengen Kontrolle einer gewissenhaften Methodenkritik zu erfolgen.

2. Für die forensischen Belange ist nicht die Diagnose des Hirnschadens von ausschlaggebender Bedeutung, sondern die Beurteilung des seelischen Zustandsbildes, aus dem allein die rechtlichen Folgerungen hergeleitet werden können.

3. Seelische Auffälligkeiten bei Hirngeschädigten begründen nicht unbedingt die Annahme einer Zurechnungsunfähigkeit, sondern in der Regel allenfalls die Annahme einer verminderten Zurechnungsfähigkeit. In Einzelfällen kann die Zurechnungsfähigkeit auch uneingeschränkt bejaht werden, nur bei schweren Ausprägungsgraden des seelisch-geistigen Defektes wäre sie gänzlich zu verneinen.

4. Entwicklungsstörungen bei frühen Hirnschäden sollten nicht mit den Begriffen Reife oder Unreife in Beziehung gesetzt werden.

Ich möchte mit der Feststellung schließen, daß nach dem gegenwärtigen Stande der jugendpsychiatrischen Forschung über die Beurteilung der Hirnschädigungsfolgen bisher mehr Mißverständnisse verbreitet als wirkliche Erkenntnisse gewonnen wurden. In der Praxis werden zwar von vielen Gutachtern durchaus praktikable Entscheidungen getroffen, aber in der Theorie und in der diesbezüglichen Literatur bleiben noch viele Behauptungen und fehlinterpretierte Untersuchungsergebnisse zu korrigieren. Zwischen den Polen der — bei vielen Medizinern erkennbaren — naturwissenschaftlichen Befangenheit und der — bei vielen Psychologen vorherrschenden — Einseitigkeit einer erlebnisdynamischen Betrachtungsweise muß ein Weg der Sachlichkeit gefunden werden, ein Weg der logischen und der psychologischen Redlichkeit, der nicht nur der humanen Haltung des Arztes, sondern auch dem Sinn der geltenden Gesetze gerecht wird.

Diskussionsbemerkungen zum Vortrag Bresser

R. Lempp: Bevor ich auf einige grundsätzliche, von Herrn Bresser angeschnittene Fragen eingehe, darf ich zunächst zu einzelnen Punkten seiner Kritik eingehen. Die Diagnose der frühkindlichen Hirnschädigung ist, wie sich in den vorhergegangenen Vorträgen deutlich gezeigt hat, eine klinische Gesamt- und Summationsdiagnose. Im Rahmen einer solchen müssen — mit aller Kritik — auch Mikrosymptome und konstitutionsbiologische Fakten Berücksichtigung finden. Auf die letzteren hat ja eben Herr Koch eindrücklich hingewiesen. Desgleichen kann man über Hinweise aus der Anamnese nicht einfach hinweggehen. (Liquorzellwerte werden und wurden zur Diagnose einer frühkindlichen Hirnschädigung nie berücksichtigt.)

Meines Erachtens muß auch dem Gericht gegenüber der Verdacht geäußert werden, denn solange ein solcher besteht, kann ich nicht vor dem Gericht behaupten, daß der betreffende Jugendliche gesund sei.

Nach unserer Erfahrung ist das psychologische Bild des frühkindlich hirngeschädigten Kindes inzwischen schon so weit ausgeformt, daß es in einzelnen Fällen möglich ist, die Diagnose einer frühkindlichen Hirnschädigung allein aus dem psychologischen Befund zu stellen. Deswegen glaube ich auch, daß wir auf psychologische Testuntersuchungen im allgemeinen nicht verzichten sollten, um so mehr als eine eingehende Verhaltensbeobachtung im Rahmen einer forensischen Begutachtung doch sehr erschwert ist. Die psychologischen Untersuchungen geben doch unmittelbar Auskunft über das psychische Bild des Probanden und damit über den konkreten klinischen Befund, der ja bei einer gerichtlichen Begutachtung im Vordergrund stehen sollte.

Wo man bei den frühkindlich hirngeschädigten Kindern die Grenze zwischen gesund und krank ziehen will, scheint mir sekundärer Natur zu sein. Es kommt aber darauf an, das Gericht über die besonderen Reaktionsweisen dieser Jugendlichen zu informieren.

Herr Bresser sagte, daß die Gerichte auf Grund von Gesetzen von gestern urteilen müssen und man daher Befunde von morgen und solche, die noch nicht abgeschlossen sind, nicht verwerten könne. Ich bin demgegenüber der Ansicht, daß wir gerade als Sachverständige verpflichtet sind, das Gericht darauf hinzuweisen, wo die Dinge im Fluß sind, wo neue Erkenntnisse auftauchen und wo vor allem die bisherigen Kriterien fragwürdig geworden sind. Die kriminalpolitisch vielleicht notwendige und juristisch bequeme Anschauung, daß jeder Gesunde auf jeden Fall in vollem Umfange für seine Handlung verantwortlich sei, ist meines Erachtens eine Fiktion, die ich als psychiatrischer Sachverständiger nicht unterstützen kann.

Die forensische Relevanz der Diagnose einer frühkindlichen Hirnschädigung steht dagegen auf einem anderen Blatt. Bei der leicht- und mittelgradigen frühkindlichen Hirnschädigung wird man kaum einmal zu einer vollen Zurechnungsunfähigkeit gemäß § 51, 1

StBG kommen und nur in seltenen Fällen zu einer verminderten Zurechnungsfähigkeit gemäß § 51, Absatz 2 StGB. Dieser Absatz 2 spielt in der Jugendgerichtspraxis sowieso eine geringe Rolle. Es müssen eben die für diesen Jugendlichen notwendigen Maßnahmen getroffen werden. Eine Unterrichtung des Gerichts über alle Fakten, auch wenn sie bezüglich des § 51 StGB nicht von Bedeutung sind, halte ich aber für notwendig, um dem Gericht die besondere Situation des Jugendlichen deutlich vor Augen zu führen.

Zwischen den Reifeparagraphen 3 und 105 JGG und der frühkindlichen Hirnschädigung besteht natürlich kein unmittelbarer Zusammenhang. Andererseits wissen wir aber, daß bei den frühkindlich hirngeschädigten Jugendlichen die soziale Reife im weitesten Sinne, nämlich die allgemeine Anpassung durch die bei ihnen bestehende Werkzeugstörung verzögert ist, und wir es daher mit echten psychischen Reifungsstörungen zu tun haben können. Gerade weil die Prognose eine so entscheidende Rolle spielt, muß auch die Frage der frühkindlichen Hirnschädigung geprüft werden, die ja nach früheren Untersuchungen von mir keine Verschlechterung der Prognose bedeutet.

Man würde meines Erachtens den vielen leichtgradig frühkindlich hirngeschädigten Jugendlichen nicht gerecht, wenn im Gerichtssaal nur die Formen schwerer organischer Wesensänderung und des Schwachsinns erwähnt würden.

H. Koch: Zweifellos ist für forensische Folgerungen der psychische Befund entscheidend und nicht der somatische. Und dennoch dürfte es Fälle geben, bei denen der letztere eine Entscheidung erzwingt. Beispiel: Kolle berichtete über einen von ihm begutachteten Mörder mit völlig unauffälligem psychischen Befund. Der Mann wurde hingerichtet. Bei der Sektion fand sich ein ungewöhnlich schwerer cerebraler Befund, von dem niemand etwas geahnt hatte und der mit den vor 40 Jahren verfügbaren diagnostischen Verfahren auch nicht hätte entdeckt werden können. Anderenfalls, sagt Kolle, hätte er trotz der seelischen Unauffälligkeit erhebliche Zweifel an der Zurechnungsfähigkeit äußern müssen.

Ich bin überzeugt, Herr Bresser, Sie würden genauso urteilen, denn so genau können Sie den Tathergang und den damaligen psychischen Befund nicht rekonstruieren, daß Sie etwa eine forensisch relevante „Dekompensation" der psychischen Steuerung in der akuten Situation auszuschließen vermöchten.

Analoges gilt für den Hydrocephalus. Herr Stutte hat einmal eine überzeugende historische Kasuistik von Hydrocephalie bei Genialen publiziert. Aber auch beim Menschen der psychischen Durchschnittsbreite muß man daran denken, daß bei früh verursachtem Hydrocephalus infolge der noch offenen Fontanellen und der weichen Knochennähte sehr viel mehr Ausdehnungsmöglichkeit als später besteht. Die Hirnsubstanz braucht in solchen Fällen nicht derart schwer geschädigt zu sein, daß sich im Zustand seelischen Gleichgewichts im psychischen Befund etwas sicher Abnormes finden müßte. Unter Affektbelastung — in der Versuchungs- oder Versagungssituation — kann da nicht doch eine „Dekompensation" der Steuerungsfähigkeit auf Grund der Vorschädigung eintreten?

Im übrigen meine ich, wir müssen Herrn Bresser dankbar sein, daß er uns immer wieder methodenkritisch ins Gewissen redet und zur Besinnung veranlaßt, was wir mit Sicherheit aussagen können und was nicht. In dieser Hinsicht empfinde ich Herrn Bresser wie, glaube ich, die ältere Generation Herrn Prof. Gruhle empfunden haben mag.

H. Asperger: Bei organisch Hirngeschädigten kommt gelegentlich folgendes Dilemma vor: Es besteht eine Diskrepanz zwischen Einsichts- und Willensfähigkeit. Wir finden unstreitig eine normale Einsichtsfähigkeit in den Intelligenztests, aber auch in der nachträglichen Beurteilung der begangenen Tat — und dennoch im Augenblick des Geschehens eine Unfähigkeit der freien Willensbestimmung. So kommt es zur typischen „Kurzschlüssigkeit" des Hirngestörten. Man muß dann meist die Aufhebung der Zurechnungsfähigkeit annehmen als sehr kritischer Sachverständiger. In Ihrem Vortrag war ja der Weg gewiesen, der da weiterhilft: Wenn man nämlich die Vorgeschichte sehr kritisch beurteilt, so findet man immer parallele Geschehnisse, wo sich die Kurzschlüssigkeit des Handelns deutlich ergibt. Und auch aus der sehr kritischen Beurteilung der Tat findet man diese Kriterien gegeben, daß eben bei sozusagen intakter Denkmaschinerie diese höheren Instanzen nicht „verzahnt" sind mit der Impulsivität, im entscheidenden Moment nicht eingreifen, so daß dann das Geschehen „auf kurzem Wege" mit Aufhebung der freien Willensbestimmbarkeit ablaufen kann.

A. FRIEDEMANN: Es ist für uns Ärzte außerordentlich erzieherisch, wenn wir im Gutachten zu eindeutiger Stellungnahme gezwungen werden. Herr Bresser hat Göllnitz in seiner ganzen Bedenklichkeit zitiert. Es ist nicht statthaft, mit veralteten psychologischen Methoden aus sehr wenig Material an Altersstufen von 1 bis 18 Jahren endgültige Schlüsse zu ziehen, ob ein Hirnschaden vorliegt oder nicht, wie Herr Göllnitz, der außerdem bei der Luftencephalographie *Abrundungen des Ventrikels* bereits pathologisch bewertet.

Wenn etwa die Eltern über einen Hirnschaden berichten, der in Frage gestellt wird, dann würde ich, wenn die Eltern es wünschen und das Kind einverstanden ist, vielleicht sehr selten auch eine Luftencephalographie vornehmen. Wenn ich dann beispielsweise einseitig nicht eine Abrundung, wohl aber eine klassische Verziehung des Ventrikels finde, also bestimmt keinen Artefakt der Lufteinblasung, dann würde ich doch dieses Phänomen in meine Beweisführung einbauen.

Herr Bresser hat den Begriff der *Faulheit* zitiert. Damit haben wir alle Tage zu tun. Ist Faulheit ein Schimpfwort? Ist es eine Krankheit, ist sie Antriebsschwäche? Der bekannte, verstorbene Zoologe und Nobelpreisträger Spemann sprach mir einmal von seiner „isolierten Antriebsschwäche", unter der er zeitweise litt. Schöpferisch außerordentlich bedeutsam, war sie ihm schon auf der Schule als Faulheit angekreidet worden.

Die Kinder, die als „faul" gelten, sind oft faul bei einer Gelegenheit, aber außerordentlich eifrig und anstellig bei einer anderen. Ich würde Faulheit weder ohne weiteres mit Antriebsschwäche gleichsetzen, noch als Gegensatz nehmen. Wir sollten mehr nach den Gründen suchen, warum ein Kind faul ist. Faulheit ist eine Verhaltensform, die jedem Menschen zugänglich ist.

Dann die *Testergebnisse*. Ich habe den Ausdruck Test nicht gerne. Was Sie Teste nennen, das sind Untersuchungsmethoden. Es ist kein Zufall, daß eine Reihe dieser Untersuchungsmethoden von Ärzten ausgearbeitet worden sind. Wundt war erst Arzt und wurde dann Psychologe. Auch Rorschach war Arzt. Daß sein testpsychodiagnostisches Verfahren oft mißbraucht wird, spricht nicht gegen den Rorschach. Dafür spricht, daß er uns sehr häufig Angaben liefert, die wir dann anamnestisch weiter vertiefen können, z. B. Neigungen zu Kurzschlußreaktionen. Herr Bresser hat aber Recht, wenn er vielleicht seine Kritik so gemeint hat, daß man nicht Testgutachten ausarbeiten solle, sondern einzelne sog. Testmethoden ihrem Symptombilde nach in das Gutachten einarbeiten, wie irgend einen anderen mehr oder weniger sicheren Untersuchungsbefund auch.

Wenn ich nun zusammenfasse, so würde ich sagen: Die juristische Klarheit war an dem Vortrag von Herrn Bresser außerordentlich eindrücklich und — ja ich scheue das Wort nicht — bestechend. Aber eine juristische Klarheit ist *nicht immer medizinische* und *nie biologische Wahrheit!*

GERTRUD HARDTMANN: Wie sie wissen, beschränkt sich die Tätigkeit des Sachverständigen bei Jugendgerichten nicht nur darauf, festzustellen, ob die Voraussetzungen des § 51, I oder II StGB oder des § 105 JGG gegeben sind. Sie ist vielmehr wesentlich umfassender, insofern, als vom Sachverständigen erwartet wird, daß er sich dazu äußert, was mit dem Jugendlichen oder Heranwachsenden geschehen soll. In diesem Zusammenhang gewinnen hirnorganisch fundierte und psychopathologisch faßbare „Mikrobefunde", auch wenn sie nicht die juristische Definition einer Geisteskrankheit oder einer Geistesschwäche erfüllen, eine besondere Bedeutung. Im Hinblick auf die zu treffenden Maßnahmen dürfen wir diese, sobald wir sie als Jugendpsychiater meinen, ernst nehmen zu müssen, auch dem Richter nicht unterschlagen.

Unter Berücksichtigung unseres Materials, mit dessen Durchsicht ich im Augenblick beschäftigt bin, bin ich mit Herrn Bresser der Meinung, daß die derzeitige Handhabung des § 105 JGG problematisch ist. Die Gründe hierfür sind jedoch wesentlich andere. Sie betreffen die Zufälligkeit der Auswahl der Heranwachsenden, die zum Jugendpsychiater geschickt werden. Nach welchen Gesichtspunkten werden diese ausgewählt, wie verhält es sich bei der übergroßen Mehrzahl der Heranwachsenden, bei denen definitiv ohne Hinzuziehung eines Sachverständigen in der Urteilsbegründung festgestellt wird, daß sie die im Gesetz vorgesehene, notwendige sittliche und geistige Verantwortungsreife haben? Eine Untersuchung hierüber ist in Vorbereitung.

K. W. JANS: Meine Damen und Herren, erlauben Sie dem vielleicht einzigen Juristen in diesem Raum ein Wort. Dies nicht zu sehr zur Sache, von der ich zu wenig verstehe. Aber einige von Ihnen wissen, daß ich seit Jahren die Mitarbeit des Gutachters, des Sachverständigen in der Jugendwohlfahrt, im Jugendamt, aber natürlich auch vor Gericht nur postulierend fordere, sondern auch für dringend, für unabdingbar und für notwendig halte. Deshalb habe ich mich auch so gefreut über dieses Symposion. Ich gehe nun am Ende dieses Symposions, nach dem Vortrag, dem kristallklaren Vortrag, und nach der Diskussion etwas nachdenklich nach Hause. Ich werde meine Forderungen nach dem Sachverständigen nicht aufgeben, aber ich werde sehr darüber nachdenken.

G. BOSCH: Zum Vortrag von Herrn Bresser sind die meisten Einwände, die mir gekommen sind, schon gemacht worden. Deshalb nur kurz das Folgende:

Herr Bresser war sehr erfrischend und nüchtern, vielleicht aber doch in mancher Hinsicht auch einengend kritisch. Ich bin mit ihm zwar der Überzeugung, daß die Verhaltensbeobachtung die wichtigsten Aufschlüsse über die charakterliche Seite der zu begutachtenden Jugendlichen gibt. Andererseits muß man sich doch auch deren Grenzen vor Augen führen. Mehr als eine gewisse typologische Zuordnung ist angesichts der durchweg gegebenen Beobachtungsmöglichkeiten kaum vertretbar. Die am Vortage von dem Arbeitskreis um Wewetzer u. Stutte vorgetragenen Bemühungen um eine Objektivierung der Verhaltensbeobachtung haben gezeigt, wie außerordentlich schwer das ist. Deshalb meine ich, sollte man auf das, was uns Testuntersuchungen jedenfalls an Hinweisen zu bieten haben, auch wenn ich Herrn Bressers Zweifel nachfühlen kann, nicht verzichten.

Auch Herrn Bressers Äußerungen zum Problem der Reifung haben mich nicht ganz überzeugt. Bei Lektüre seines Buches hatte ich den Eindruck, daß er diesem Faktor doch eine zu geringe Bedeutung beimißt. Ich würde Herrn Lempp durchaus zustimmen, daß Cerebralschädigungen Reifungsstörungen aktivieren können. Ich habe auch nicht verstanden, wie man bei 18- bis 21jährigen einerseits eine noch bestehende Unreife ausschließen und andererseits bereits durchscheinende Wesenszüge nun feststellen will. Hier scheinen mir doch bestimmte theoretische Voreinstellungen den Blick auf die inzwischen sehr weithin anerkannte Disharmonie und Unreife der jetzigen Jugendgeneration zu verstellen.

Schließlich möchte ich darauf aufmerksam machen, daß uns auch einmal alle psychologischen Befunde im Stich lassen können, und wie Herr Koch vorhin sagte, die Tat alleine bei einer hirnorganischen Schädigung das Abnorme im Reagieren provozieren kann. Ich erinnere mich an den Fall eines Heranwachsenden, der seine Freundin umgebracht hatte, als sie ihm gestand, von ihm ein Kind zu bekommen. Er bot eine gut durchschnittliche Intelligenz, völlig normales Verhalten in der Beobachtung, in Testsituationen und auch in der Vorgeschichte bis zum genannten Zeitpunkt. Es fand sich aber bei der Pneumencephalographie ein mittelgradiger Hydrocephalus, wohl Folge einer durchgemachten Geburtsanoxie. Ein solcher Fall zeigt doch, daß wir in der Begutachtungssituation auch nicht annähernd adäquate Belastungen, tatähnliche Bedingungen herstellen können. In solchen Fällen sollte also der Gutachter seine „normalen Befunde" nicht zu hoch einschätzen, sondern allenfalls die Unmöglichkeit einer medizinischen Entscheidung zugestehen.

P. BRESSER (Schlußwort): Ich möchte allen Diskussionsrednern nicht nur für die sachlichen Beiträge danken, sondern darf vor allem die Freundlichkeit besonders anerkennen, mit der sie hier aufs Podium gestiegen sind und mir antworteten. Mit Herrn Lempp habe ich mich schon so oft in dieser Rivalität des Diskussionspartners gefunden, daß ich hierzu nur mit Genugtuung feststellen kann, wie sehr wir trotzdem noch ganz gute Freunde geblieben sind.

Meine Aufgabe war es, die *forensische* Psychiatrie zu vertreten. Ich habe zwar mit größter Aufmerksamkeit auch an den Gesprächen teilgenommen, die sich um diagnostische, wissenschaftliche und sonstige Fragen bemühten, und ich habe nun nicht etwa in meinem Kopf alles das ausgelöscht, was ich heute hier gehört habe, um es jetzt am Ende wieder sozusagen über Bord zu werfen. Aber ich bin von einer anderen Intention, von einem anderen Thema ausgegangen. Da möchte ich auch zu Herrn Lempp sagen, daß wir im Rahmen eines Gerichtsverfahren wohl auch alles Verdächtige, das uns bei der Untersuchung auffällt, gewissenhaft registrieren, um daraus diagnostische Schlüsse zu ziehen. Bei der Beurteilung der forensischen Konsequenz sind jedoch nur die erheblichen Verdachtsmomente zu berücksichtigen, die der methodischen Kritik standhalten. Wenn geltend gemacht wird, daß uns von seiten der Strafverteidiger oft die Frage vorgelegt wird: „Können Sie beweisen, daß kein Hirnschaden oder etwas ähnliches vorliegt?"; dann läßt sich diese Frage eigentlich immer nur verneinen. Daraus erwachsen dann leicht Mißverständnisse. Aber es ist doch auch hier in den letzten beiden Tagen deutlich geworden, wie wenig wir mit allerletzter Sicherheit jemals beweisen können, daß kein Hirnschaden vorliegt. Ausschlaggebend ist für die forensische Beurteilung eben nur der psychologisch-psychiatrische Befund. Schließlich sind nach dem Willen des Gesetzgebers auch nur *erhebliche* Beeinträchtigungen der Einsichts- und Willensfähigkeit von Bedeutung. Allein unter Berücksichtigung dieses Gesichtspunktes verlieren viele Verdachtsmomente an Bedeutung.

Der Begriff Defekt ist vielleicht mißverstanden worden. Ich würde auch jede „eigenartige oder typische Reaktionsweise" bei entsprechenden diagnostischen Gegebenheiten als Ausdruck eines Defektes ansehen. Ob sich bei der Beurteilung der Verantwortlichkeit außerhalb der Voraussetzungen des § 51 Abs. 2 StGB noch weitere Gradabstufungen machen lassen, erscheint mir außerordentlich fraglich. Es ist schon schwer, im Rahmen des § 51 die Verantwortlichkeit zu messen. Dann noch Gradabstufungen vorzunehmen, die gelegentlich zum Gebrauch des Begriffes „§ 51 Abs. 3" führen, ist mehr als problematisch. Man mag vor Gericht eine solche Möglichkeit diskutieren und zur Verständigung eine solche Formulierung wählen, aber empirisch Gesichertes läßt sich hierzu selten beibringen.

Wenn die Frage der Notwendigkeit einer Untersuchung zur Diskussion steht, so würde ich mich dabei niemals von Vorwürfen der Eltern oder von anderweitigen Einwänden leiten lassen. Was an Zusatzuntersuchungen erforderlich ist und empfohlen werden muß, kann nur unter ärztlichen Kriterien abgewogen werden. Der Gutachter kann auch nur selbst abwägen, wann er es etwa bei einem Triebtäter für notwendig erachtet, ein Karyogramm anzufertigen. Je nach der Einstellung der Kritiker und je nach ihrem Phantasiereichtum könnten leicht alle möglichen Einwände und Vorwürfe gemacht werden, die uns aber bei sachlicher Grundhaltung nicht treffen können.

Das Problem der sozialen Reife erscheint mir ein sehr differenziertes. Ich kann es nicht mehr als eine psychologische Aussage im eigentlichen Sinne ansehen, wenn der Maßstab der sozialen Reife oder des soziokulturellen Entwicklungszustandes in den Vordergrund gestellt wird. Daß eine günstige Spätprognose bei Hirngeschädigten vielfach zu beobachten ist, darf als gesichert angesehen werden. Aber auch bei Hirngeschädigten ist oft keine günstige Spätprognose zu stellen, wenn diese Hirngeschädigten mit kriminellen Auffälligkeiten in Erscheinung treten. Auch weiß ich nicht, ob signifikante und entscheidende Unterschiede in dieser Hinsicht zwischen den Hirngeschädigten und den Nichthirngeschädigten bestehen. Aus der allgemeinen Kriminalstatistik geht hervor, daß die meisten Straftäter nach einer gewissen kriminellen Episode nicht mehr straffällig werden. Es gibt meines Erachtens keine genügenden Anhaltspunkte, daß in dieser Hinsicht die Hirngeschädigten eine Sonderstellung einnehmen.

Herrn Prof. Asperger darf ich sagen, daß ich überhaupt keine Zweifel habe, daß bei vielen der Hirngeschädigten eine deutliche Diskrepanz zwischen Einsichts- und Willensfähigkeit besteht. Ich habe ausdrücklich hervorgehoben, daß bei jeder Impulshandlung, an die Sie ja offenbar auch in erster Linie gedacht haben, tatsächlich besondere Aufmerksamkeit darauf gewandt werden muß, ob eine organische Schädigung vorliegt.

Herr Prof. Bosch hat nochmals auf die Verhaltensbeobachtung hingewiesen. Im Rahmen meiner psychologischen Ausbildung bin ich belehrt worden und in der Praxis hat sich dies mehr und mehr als Überzeugung gefestigt, daß man Verhaltenseigenschaften von Wesenseigenschaften unterscheiden muß. Das ist auch hier in anderen Diskussionen nicht immer genügend auseinandergehalten worden. In erster Linie sind es die Verhaltenseigenschaften, die sich im Laufe der Entwicklung, auf Grund der Lebenserfahrung und vieler anderer psychologischer Umstände ändern und variieren. Damit ist aber keinesfalls auf eine Änderung der Wesenseigenschaften zu schließen. Wenn die Erziehung einen Menschen beeinflußt, dann wirkt sich dies vorwiegend im Verhalten und in der sozialen Anpassung aus. Jedoch diesen variablen Faktoren steht immer etwas gegenüber, das *relativ* konstant ist. Eben diese relativen Konstanten des seelischen Seins nennen wir Wesenseigenschaften. Diese gilt es bei der Persönlichkeitsbeurteilung in jedem Einzelfall möglichst differenziert zu erfassen.

Wenn ich so ein wenig als Feind der Reifebeurteilung angesehen werde, dann klingt das sehr mißverständlich. Ich selbst habe in meiner Gutachterpraxis zahlreiche Heranwachsende als einem Jugendlichen gleichstehend beurteilt. Jedoch muß ich mich immer wieder fragen, ob zwischen den Merkmalen der Reife und der vermeintlichen Unreife nicht tatsächlich ein Wesensunterschied steckt. Es gibt erfahrungsgemäß verschiedene Strukturen, charakterliche Dispositionen sowie Hirnschädigungsfolgen, die uns den Eindruck der Unreife erwecken, wenn wir die vom Gesetz geforderten Maßstäbe anlegen. Jedoch wird bei der Anwendung der Begriffe reif oder unreif sehr oft eine falsche Optik angelegt. Diejenigen Minderjährigen, die wir als unreif bezeichnen, sind einfach anders als diejenigen, die wir als reif bezeichnen. Gerade in diesem Unterschied liegt für mich sehr viel mehr als nur etwas Reifungs- oder Entwicklungsmechanisches, vielmehr weist es auf die Eigenart, auf das seelische Sosein, auf die individuelle Besonderheit des Jugendlichen.

Herrn Prof. Friedemann sei entgegnet, daß ich den beiläufig angewandten Begriff „Faulheit" nur beispielhaft als antithetischen Begriff angewandt habe. Darin verbirgt sich natürlich etwas sehr Vielfältiges und Mannigfaltiges. Insbesondere ist mir durchaus bewußt, daß wir alle bei kritischer Selbstbeobachtung Bereiche unseres Tätigseins erfassen können, in denen es uns an Antrieb fehlt. Oft liegt jedoch eine ausgesprochene Willensschwäche und eine allgemeine Faulheit vor, die als etwas anderes zu verstehen ist, als der organisch bedingte Antriebsmangel.

Den Testuntersuchungen stehe ich nicht grundsätzlich skeptisch gegenüber, ganz gleich ob sie von Ärzten oder von Psychologen entworfen worden sind. Ihre Anwendung ist nur in der forensischen Praxis weitgehend entbehrlich. Auch kann es vor Gericht zu fruchtlosen Kontroversen führen, wie wir es in unserer Klinik einmal erlebt haben, als von einem Kollegen festgestellt wurde, daß bei einem Mörder im Szondi-Test das Mördersyndrom nicht nachgewiesen werden konnte. Bei etwas schwieriger Beweislage wird ein solcher Gesichtspunkt dann oft völlig falsch gewertet. Im forensischen Bereich und im Gerichtssaal sollte daher möglichst auf alle Befunde verzichtet werden, die nicht schlüssige und beweisende Bausteine der diagnostischen Beurteilung oder der forensischen Konsequenzen sind. Dabei erweisen sich dann fast alle Testbefunde als entbehrlich.

Herrn Müller-Küppers möchte ich nur nachdrücklich versichern, daß ich auch sehr wohl für eine Differenzierung der Diagnose bin. Der Begriff Wesensänderung ist nur ein Oberbegriff für sehr differente Strukturformen einer seelischen Auffälligkeit. Natürlich will ich nicht verkennen, daß wir auch im forensischen Bereich gezwungen sind, viele Dinge zu berücksichtigen, die als Einzelbefunde beachtlich sind. Aber wenn ich z. B. nur in irgendeiner psychologischen Testuntersuchung ein „organisches Syndrom" finde, dann würde ich dies vernachlässigen, sofern nicht auch andere hinreichend beweisende Symptome im klinischen Bild oder bei den Zusatzuntersuchungen aufgedeckt werden können. Forensisch belangvoll kann ein isolierter Testbefund niemals sein. Wenn Sie im übrigen meinen, daß ich eine besondere Vorliebe für Maßstäbe einer Psychiatrie von vor 30 oder 40 Jahren hätte, dann muß ich allerdings zugeben, daß mir viele ältere Erkenntnisse besser fundiert erscheinen als manche moderne Theorie. Im übrigen können Sie sich wohl nicht auf die Diskussionsbemerkung von Herrn Koch beziehen, der etwas ganz anderes gesagt hat.

Wenn Herr Jans nachdenklich geworden ist, wie es so mit den Gutachtern und Sachverständigen im Gerichtssaal steht, dann scheint mir dies ein außerordentlich begrüßenswerter Erfolg. Nur wurde mir nicht ganz deutlich erkennbar, welche Grundeinstellung des Gutachters Sie am ehesten billigen würden.

Frau Hardtmann war so freundlich, darauf hinzuweisen, daß wir im Jugendgerichtsverfahren tatsächlich vorwiegend zu der Frage Stellung zu nehmen haben, was mit den Jugendlichen geschehen soll. Mir scheint jedoch wichtig, daß wir erkennen, wie wenig die Beantwortung dieser Frage von der Diagnose des frühkindlichen Hirnschadens abhängig ist. Sowohl die Richtlinien der zweckmäßigen heilpädagogischen Behandlung als auch die Erfolgsaussichten verschiedener Maßnahmen sind ganz von den im einzelnen gebotenen Verhaltensauffälligkeiten und von dem psychologischen Gesamtbild abhängig. Dabei ist eine allzu detaillierte und subtile Differentialdiagnose nicht immer erforderlich. Sie haben noch Ihre Verwunderung darüber ausgedrückt, wie apodiktisch oft von einem Richter oder auch von einem Sachverständigen die notwendige Reife bejaht wird. Mich wundert es nicht weniger, wenn manchmal ebenso apodiktisch festgestellt wird, die notwendige Reife liege nicht vor.

Sachverzeichnis